かわべ式

子《こ》育《そだ》てスイッチ

生まれた瞬間から
グングン発達する
88の秘訣

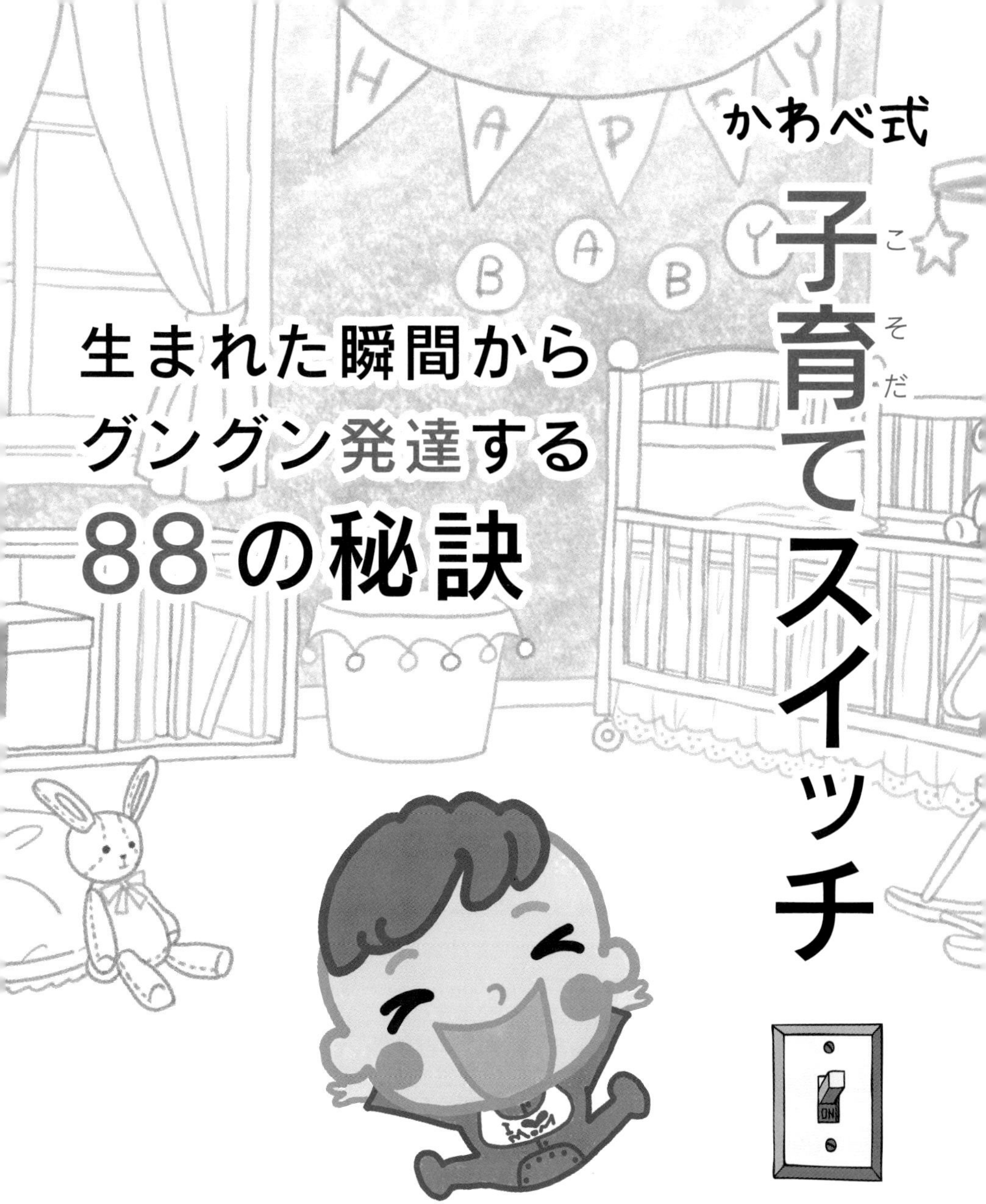

川《かわ》邉《べ》研《けん》次《じ》

エッセンシャル出版社

はじめに

はじめまして。川邉研次（かわべけんじ）です。私は、東京の新橋で「未来歯科」という歯医者さんを開いています。ここは、〝ふつう〟の歯医者さんとはだいぶ違います。妊娠中の方、0歳からの赤ちゃん、お年寄りまでが通ってきてくれますが、主な来院者は「子ども」です。〝ふつう〟の歯医者さんとの一番の違いは、ほとんど「治療をしない」ということです。これは、未来歯科のひとの大きな柱です。では、治療をしないのに何をやっているのかというと、子どもたちが、踊ったり、雑巾がけ競走をしたり、大声を出したり、泣いたり笑ったりといったことをやっています。

「こんなことに何の意味があるのだろう？」「なぜ、歯医者さんなのに、踊ったり、笑ったりするのだろう？」と思われましたか。

もちろん、私は歯医者さんなので、「美しい歯並び」「虫歯のない歯」「口の中の健康」にするという目的があるのは当然ですが、子どもたちの「未来の健康や幸せの土台となる体づくり」を目指し、長年、独自のメソッドを作ってきました。子ども時代に、ちゃんと土台を築いておけば、大人になってからも、幸せな生き方ができる可能性が広がります。

未来歯科に長く定期的に通っている子どもたちは、〝ふつう〟とはちょっと違います。どう違うのかというと、「笑顔がとびきりかわいい」「自分で考える力があり」「親とも仲良く」「物怖じせず」「好奇心旺盛で元気いっぱい」な子どもたちです。一昔前には当たり前だったような元気な子どもたちが、近年は少なくなってきていると感じています。口がぽかんと開いたままの子、笑顔ややる気がない子、大きな声で泣けない子、声が小さい子、落ち着きがない子、親の言うことに聞く耳をもたない子が、近年の〝ふつう〟になってしまっているのが現実です。

私は、親が子どもの成長について少し知識を得て、子どものアイデンティティを決めて、見守るだけで、子育てはどんどん楽しくなると思っています。

未来歯科にふたりの子どもを通わせている田中さんというご家族があります。田中さんは、私から、これまで習ったことがない「子どもの成長」についての話を聞いて、最初は驚いたそうです。

〝未来歯科に通うようになり、明確な答えが見つからなかった〝成長〟というテーマにひとつの目安をもつことができるようになって、初めての子育てながら、目的が理解できるようになりました。それまで、子どもの成長については、どこに聞いても、「個人差がありますから」と言われて終わっていましたが、未来歯科で、子どもの身体ができていく黄金期について、どういう発達が、その時期のゴールであり、そのゴールに向かって、どの様な対応・行動をすればいいのかがわかるようになり、不安がなくなりました。不安がなくなると、親も子も楽になっていき、親が迷いなく自信をもって生きていると、子どもも幸せだし、家族全員で成長できて、絆も深まった気がします〟（田中さん夫婦）。

成長発達の基本を知り、その問題の解決をすることは、家族の未来を大きく変えます。子どもたちの教育とは、親の教育そのものなのです。

子どもたちや赤ちゃんたちの健康な発育・成長を妨げている、その根本の原因にアプローチすることで、信じられないほど驚くべき短期間で、子どもたちは正常な肉体と健康を取り戻します。

私が見据えているのは、子どもたちや赤ちゃんたちのこれからの未来です。だからこそ、未来歯科の指導は、赤ちゃんがお母さんのおなかのなかにいるときから始まります。そして、生まれてからも、まだ乳歯さえ生え始めていない0歳のときから、歯科指導は始まります。未来歯科では、口の中の治療だけにとどまるのではなく、姿勢や噛み合わせを改善することで、お口の中を改善し、全身の健康を守るのです。

たとえ食べ物が少しくらい良くなかったとしても、実は、健康な人は、いっぱいいます。でも、呼吸の仕方が悪くて、健康な人は一人もいないのです。今、日本人の多くが、この呼吸の問題によって、睡眠、体調、五感、内臓機能の問題から、肉体、意識、精神的な問題まで起こしています。呼吸はたった5分止めてしまうだけで、命が止まるほど最も重要なことですが、この呼吸が口の成長に大きく関わっていることは、今まで全く医療では取り扱ってこなかったのです。

私は、35年に渡る研究により、歯並び、噛み合わせは、呼吸と姿勢という何気なく行う行動パターンからカタチづくられることを発見しました。そのことを「かわべ式姿勢咬合」理論として体系化し、確立することができました。そして、子育ての問題を子どもの問題だとはとらえずに、親育て、そして社会を育てるという方向性に変えたら、「子育て＝笑顔育て、家族の絆育て」なのだということに進化していきました。私には、子どもたちや赤ちゃんの健康で笑顔あふれる無限の可能性に充ちた未来と、歯科医療からはじまる日本の医療の大いなる未来が見えるのです。

歯並びの問題も、虫歯の問題も、成長するとおこる歯周病の問題も、成長のステージに合わせて、呼吸、飲み込み、食べ物、そして、親子の行動パターン、考え方、環境としての親、環境としての社会まで、その問題が創り出す同じ行動と体の成長のパターンがあるのです。そのことを、本書を通して、脳科学・心理学・哲学・歯科医学など多方面から知り、子育てを楽しみながら、家族が最高の笑顔で毎日過ごせる習慣を身につけていただきたいと思います。

いつからでもどこでも、人は成長していける、それが私の考え方です。特に、親が知識を知り、意識して行動できるようになるだけで、子ども達は、とてもスムーズに成長していきます。本書では、特に、生まれた瞬間から1歳6か月になるまでの「成長黄金期」について詳しくお伝えします。

これまでにない〝かわべ式〟の理論とメソッドは、子育てのスイッチとして、皆さんの力になれると思います。成長・発達という観点から、呼吸、飲み込みの機能の問題から起こる親子の健康の問題を、どのようにスイッチ（対処法、チャンス、出会い）で解決していくかを一緒に考えていきましょう。

子どもの健康へのスイッチオン！

今までの常識と言われるものとは反対の理論にスイッチを！

是非、88の子育てスイッチをペラペラとめくりながら、気になったところがあれば、楽しみながらひとつでも実践して、子育てにお役立てください。

かわべ式　子育てスイッチ
生まれた瞬間からグングン発達する88の秘訣

1章　赤ちゃんの成長88の秘訣！　きほんの「き」

2章　赤ちゃんの成長88の秘訣！　月齢で成長させる秘訣！

◆◇◆―― 1歳〜1歳2か月 ――◆◇◆

◆◇◆―― 1歳2か月〜1歳6か月 ――◆◇◆

3章　赤ちゃんの成長88の秘訣！　子育ての心得！

【著者プロフィール】

川邉 研次（かわべ　けんじ）

東京新橋「未来歯科」院長

1953 年、愛知県半田市生まれ。歯科医師として、噛み合わせ治療や顎関節治療において、歯を削ることや抜くことに疑問を感じる。自身の交通事故による顎関節症で整体に通うなかで姿勢に着目。その後、数々の試行錯誤の末、世界初の予防歯科システム「姿勢咬合によるメソッド」を開発。削る治療から削らない治療へ、そして薬の臭いの無い歯科医院を目指し活動する。現在は、口腔内にとどまらず、全身疾患の根本的原因を捉えるトレーニング、解決を図るためのセミナーを積極的に行っている。また、20年以上の長きに渡りホワイトニングの研究・セミナーを続けており、これまでに受講した歯科医師数は、のべ 1,700 名以上、1,500 件以上の全国の歯科医院でその技術が導入されている。著書に、『知っておきたい「最新歯科医療」』、『「身長伸ばし」5分間ダイエット』、『かわべ式 願いをかなえるハッピーノート』、『手相を描けば幸せになれる！』など多数。累計約100万部。

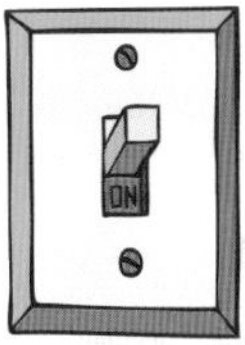

1章
赤ちゃんの成長88の秘訣！
きほんの「き」

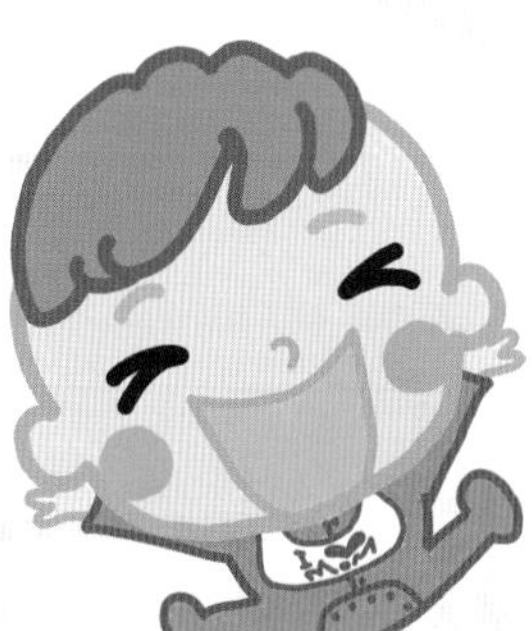

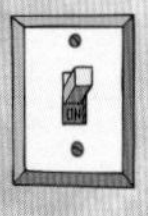

switch 01

子育ての目的は
自立・自律させること

ポイントは2つ

①親が知識をもつこと

②子どものアイデンティティを決めて
ニコニコで見守ること

ここでいうアイデンティティとは、プラスのイメージの性格・人格・方向性、名前をつけたときに込めた想いなどです。

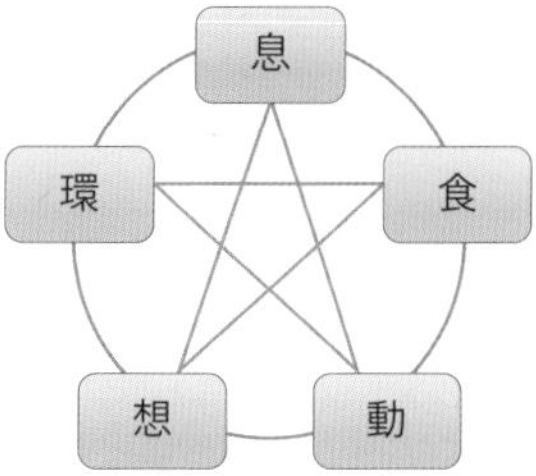

知識として必要なのは、

息食動想環《そくしょくどうそうかん》のみ！

「息」＝鼻で呼吸をすること。“人間”として生きていく上で最も重要な鼻呼吸の獲得方法を知ること。

「食」＝食べ物、食べ物の形、食べ方、飲み込みから消化吸収して排泄するまでのこと。それに関わる姿勢と口の成長のことを知ること。

「動」＝行動や姿勢、態度、癖のこと。五感がつくりあげる行動パターンを知ること。

「想」＝ココロ、気持ち、考え方、志などのこと。これがどのように息・食・動・環に影響を与えるかを知ること。

「環」＝親や友達など周りの環境、人間関係のこと。時代による衣食住の変化を知ることも含みます。

この5つの分野の知識を得て、子どものアイデンティティを決めてあげて、ニコニコで見守ること。それが本書で伝えたいことのすべてです。

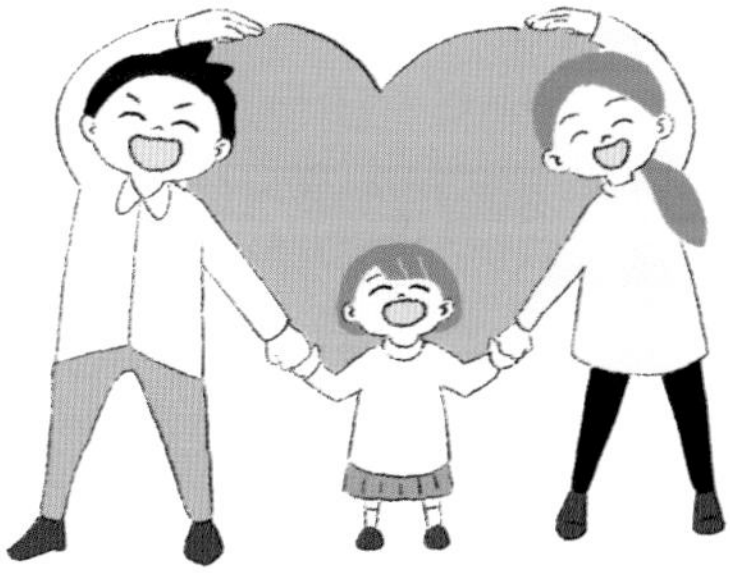

switch 02

人生の最初に鼻呼吸を獲得させよう！

両鼻呼吸ができるよ

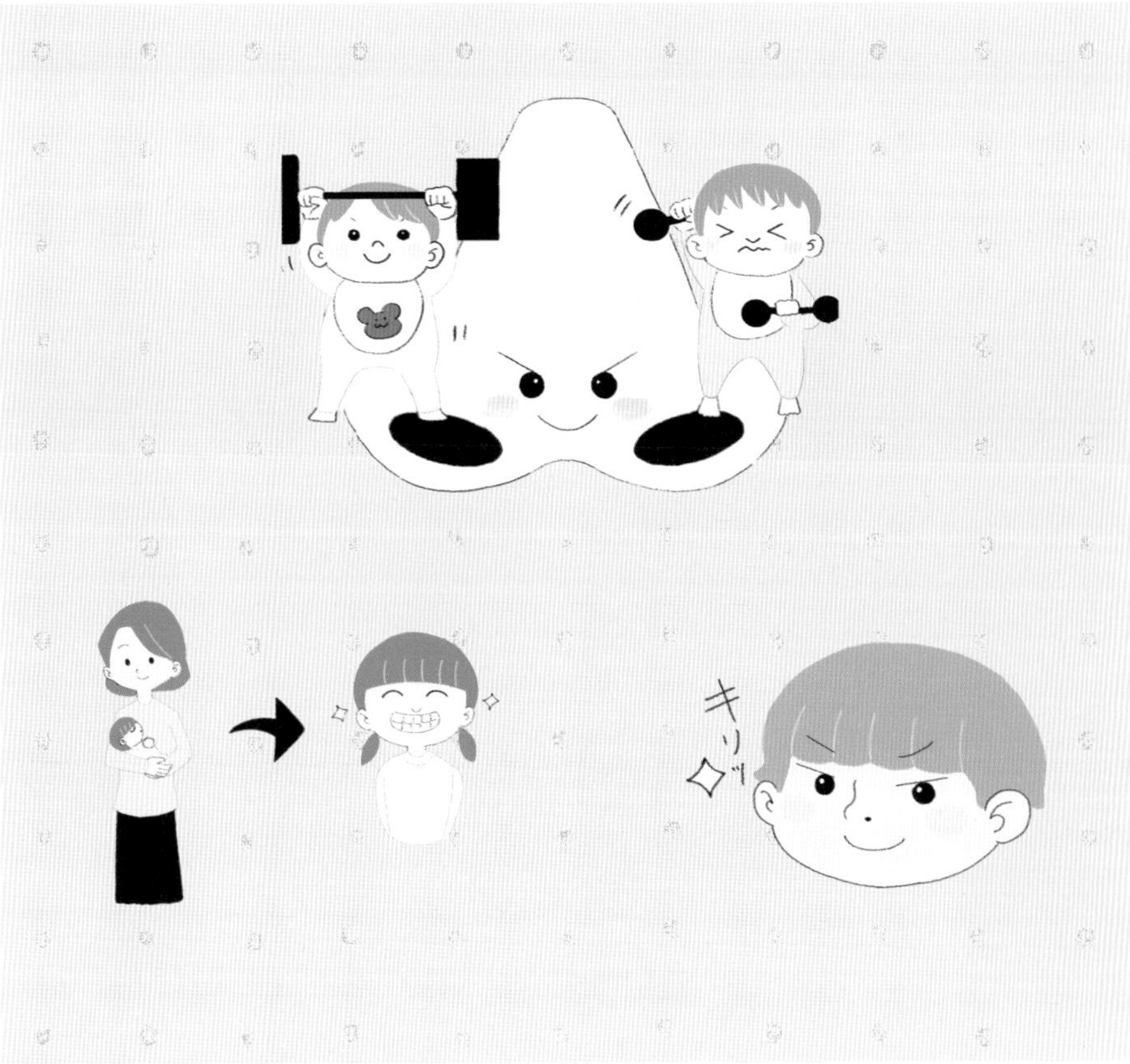

人間の基本は鼻呼吸です。

赤ちゃん時代に鼻呼吸を獲得することは、スムーズな嚥下（飲み込み）、中顔面や身体の発育促進、おなかポッコリの防止、将来的には姿勢や歯列の乱れを防いでくれます。鼻呼吸は、健康の基本の「基」、この時期にこそ身につけておきたいとても大切な習慣です。

ちなみに人間は片鼻呼吸だと思われていますが、この時期にしっかりと鼻呼吸を獲得すると両鼻呼吸ができます。その結果として大の字で寝られるようになります。

switch 03

子どもに自由をGIFT!

自由に育てるとは、自由自在に動き、考えられる力をつけること。親が何でもやってあげ、子どもに何もさせないということではありません。子どもの自由を尊重する子育てです。

ベビーファーストというのも、「赤ちゃんが自分で選択していける力を」ということです。人本来の呼吸、食べるという行為、姿勢を含めた動作を獲得させてあげることです。

ひとりで生きていける力を身につけてあげることが、子どもにとっての一番の幸せです。子どもを自由にしてあげましょう。

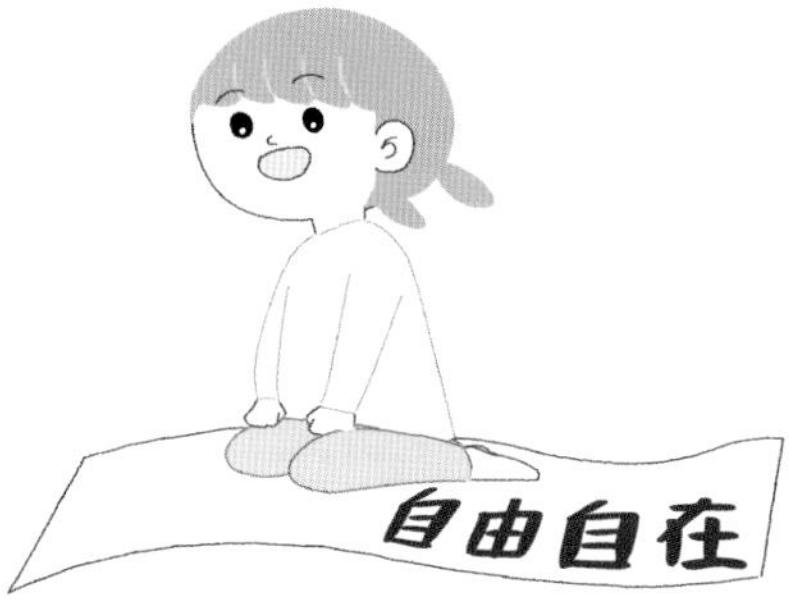

しっかりと成長させてあげることで、自由度も増すのです。たとえば、視野が狭い子は、周りが見えずに、いろいろな物にぶつかってしまうことがあります。その場合、視野を広げる＝視野が広く見えるように成長させてあげることで、その子は広い視野という自由を獲得することができるのです。「今、この子は視野が広がる時期だから、自分のいる場所を少し変えてあげよう！」と親が知識をもって対応を少し変えるだけで、子どもは成長・発達できるのです。

親が少し知識を得ることが、子どもの幸せに繋がっていると私は信じています。

switch 04

お母さん、
泣かれることを怖がらないで。

赤ちゃんは大きな口を開けて泣かせてあげよう！

泣き声は生命力！

赤ちゃんは笑って泣いて、せっせとトレーニングしています。

① **おしゃべりの準備**をしているのです。

② しっかり泣くことで**ストレス発散**にもなり、健やかな成長に繋がります。

③ 大きく口を開いて、大きな声で諦めるまで泣き続けると、**喉ができてきます**。その状態では、５分も続けて泣けないです。

④ **ギャーギャー声**や**キンキン声**が出なくなります。

⑤ **呑気も吐けて**おなかポッコリもなくなります。

なんと、**一石五鳥！**

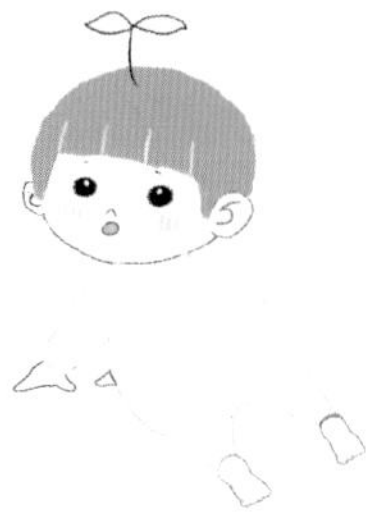

赤ちゃんを泣き止ませようと頑張っているお母さんは多いかもしれません。でも、「泣くことを怖がらない」これが今の子育てには最も大事な対応です。泣き声は言葉に変わっていきます。泣くことは、喉のトレーニングだけでなく、言葉のトレーニングにもなっているのです。しっかり大きな口を開いて、喉が見えるように泣いた子どもは、生後３か月で喃語を話し始めます。６か月までに食べ物を食べられるトレーニングをした子どもは、はっきりと話せるようになります。泣くことの意味を理解し、泣くことを止めるのではなく、環境を変えることで対応するのが正しい対処法です。抱いて「泣くのを止める」と「抱かないと泣く」という連鎖が起こってしまいます。親が歌を歌ったり、赤ちゃんよりも大きな声を出してあげるのもいいです。赤ちゃんは、スポーツカーのエンジンのような大きな音が好きなので、工事現場や車の音を聞かせてあげるのもいいと思います。また大きな声で泣いているときはバウンサーや揺りかごを大きく揺らしてあげて、小さく泣いているときは小さく揺らしてあげると呼吸も整いますよ。

switch
05

赤ちゃんからのメッセージを受け取ってみよう！

泣き方を変えてメッセージを伝えているよ

赤ちゃんのコミュニケーションは泣くことです。赤ちゃんの泣き声を聞き分けてみましょう。「アー」は、触ってほしい！　舌が上がって「ネェー」と言うときは、おなかが空いたよ！の合図。

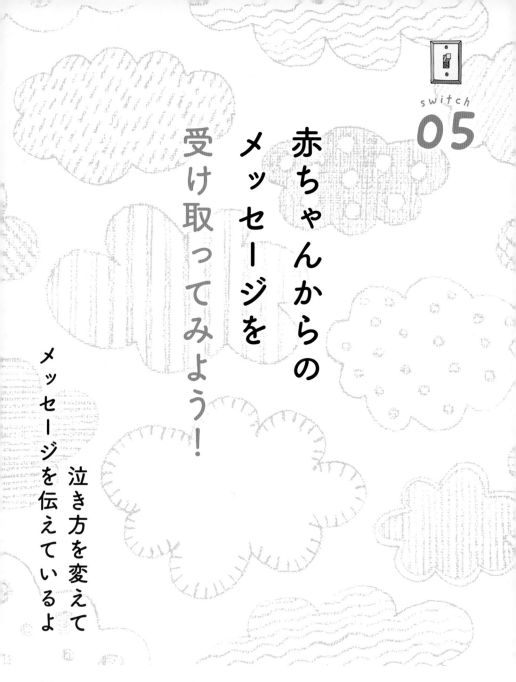

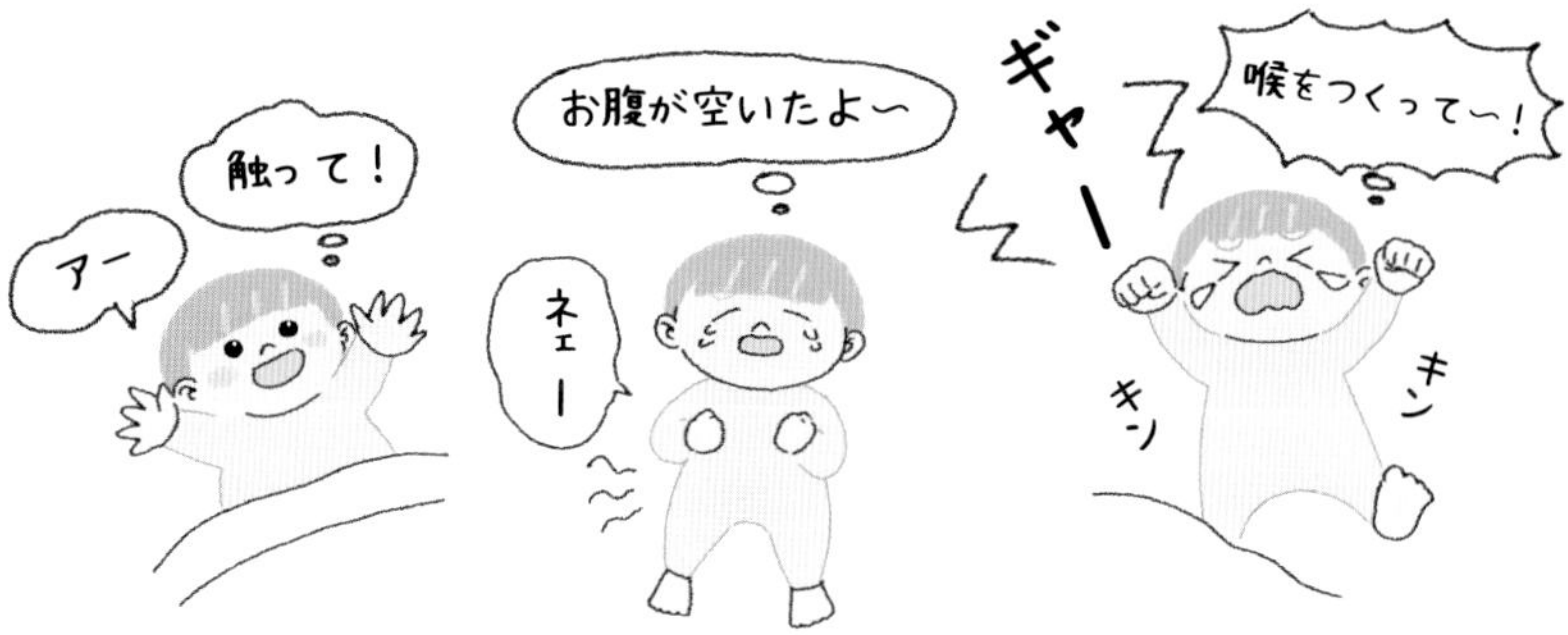
アー
触って！
ネェー
お腹が空いたよ〜
ギャー
喉をつくって〜！
キン
キン

おっぱいをあげてからほとんど時間が経っていないのに、赤ちゃんが泣くと「また、おっぱいだ」と勘違いしていませんか。赤ちゃんは環境の違いや睡眠が浅いとぐずります。そんな泣き方をするときは、必ずおなかに触れてみてください。ポッコリしたおなかの場合には、苦しくて怒っていたり、ぐずっていたりするということなので、赤ちゃんの手足やおなかを手で触れたり、指（使い捨てビニール手袋をした）で、口の中を触ったりしてあげてください。「泣いたら抱く」という対処は避けましょう。

おっぱいの深飲みができていれば、声の出し方と、声を出したときのおなかの張り方で、1、触ってほしい　2、体勢を変えてほしい　3、ぐずり　4、おなかが空いた　などがわかるようになります。キンキン声とギャーギャー声は、喉ができてきたら、なくなります。赤ちゃんが泣いたら、触ってあげて、体勢を変えてあげましょう。

ちなみに泣いていないときでも、5〜15分に1回は、体勢を変えてあげると成長・発達にいいですよ。

switch

06

〝抱っこ〟は ぎゅっと抱かず ふわっと乗せよう！

赤ちゃんにとって快適な姿勢になると
うんちもスルスルっと？

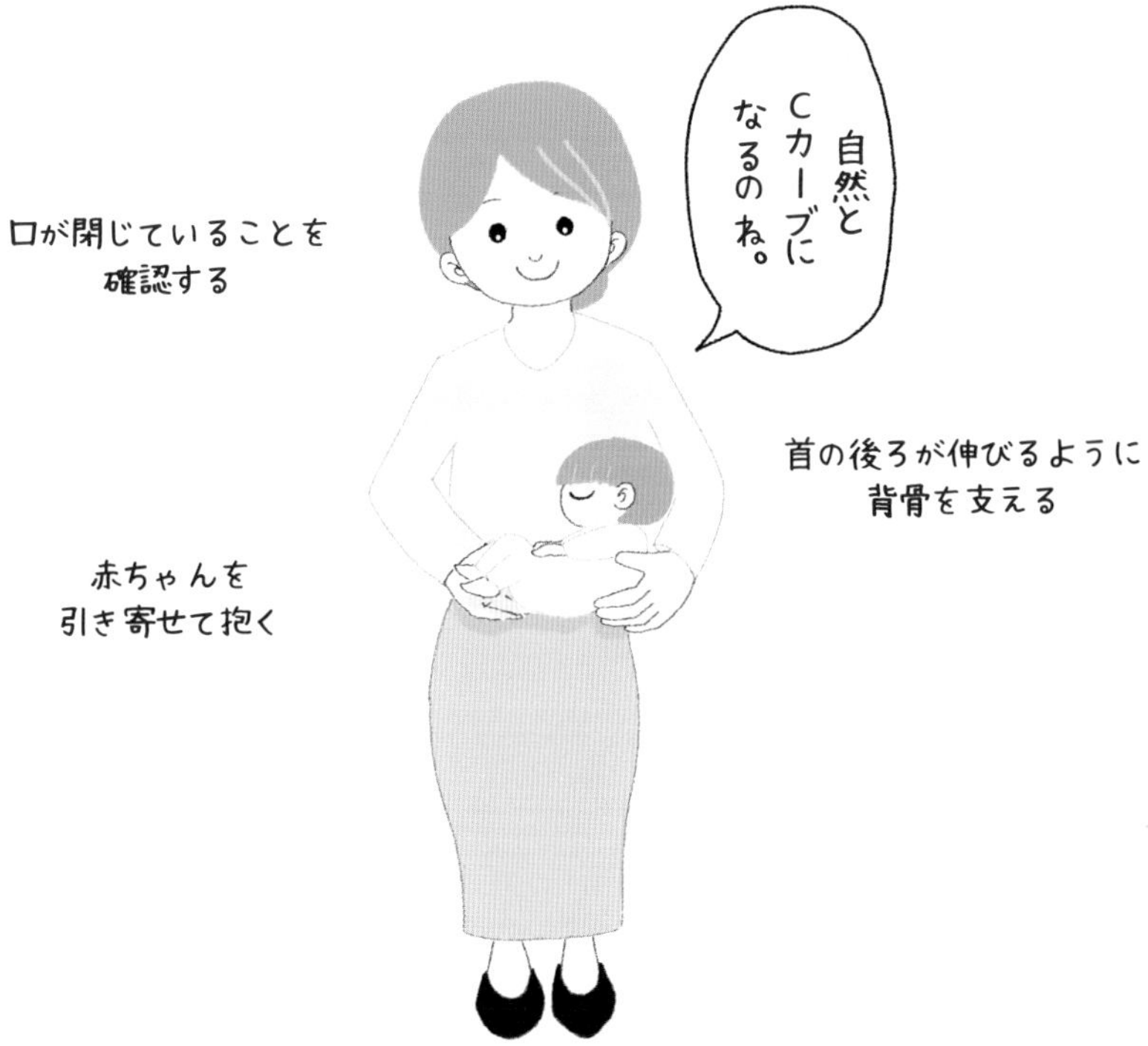
自然とCカーブになるのね。
口が閉じていることを確認する
首の後ろが伸びるように背骨を支える
赤ちゃんを引き寄せて抱く

排便は姿勢と関係している。

乗せるように抱いて、おなかを凹ませる（自然とCカーブになる）とうんちも出るよ。お母さんが緊張した状態で抱くと、赤ちゃんも緊張して、おなかも固くなっちゃうよ。

0〜6か月の間は、**便の回数と授乳回数は基本は同じ**1日3回くらいです。

6か月〜1歳6か月の間は、毎日便が出ますよ。＊便の色は確認しよう。

毎日便が出ない場合は、姿勢や離乳食などをチェックしてみよう。

switch 07

同じ姿勢は5分まで

5分経ったら身体を動かしてあげよう！
抱っこも15分以上は続けないで

ちなみに人は15分以上続けて座ると、内臓下垂（座り病）になってしまうので、大人も気をつけよう！

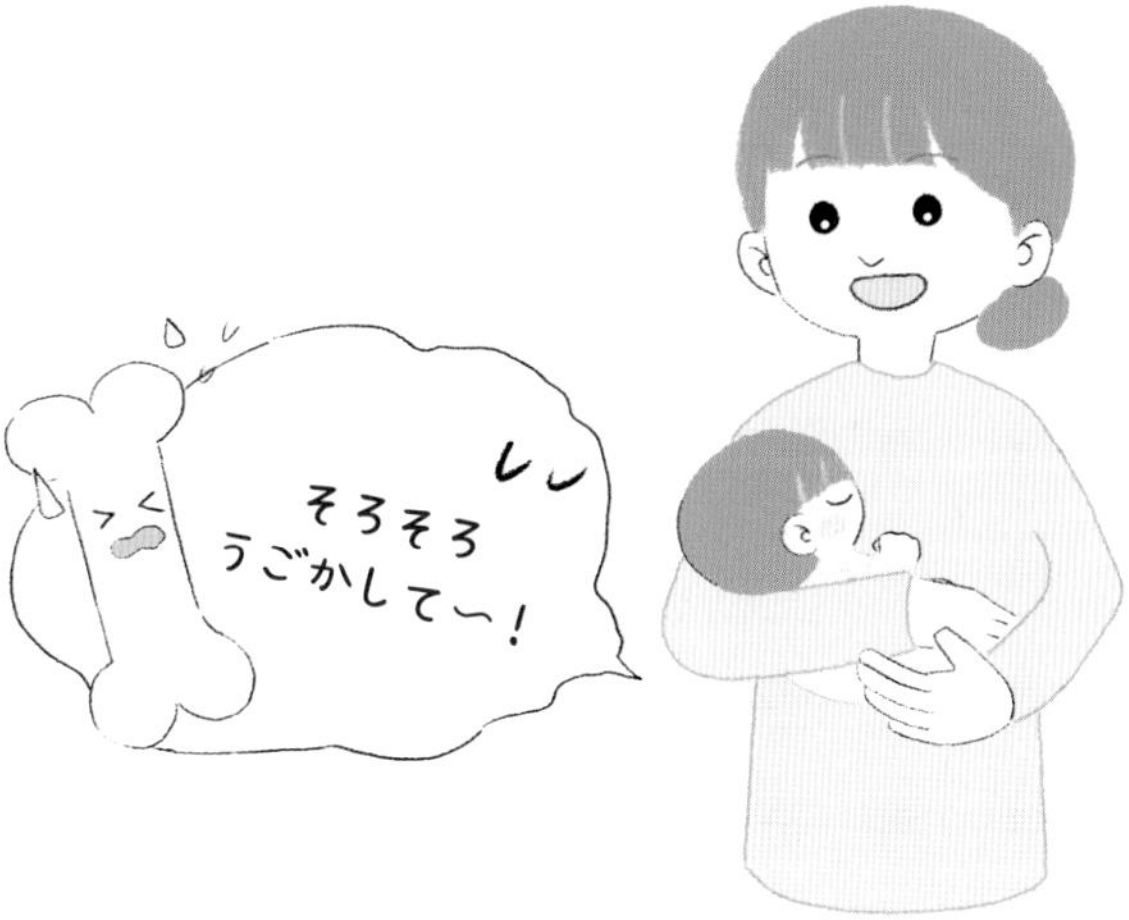

基本的には「抱かずに、触りまくる」です。

赤ちゃんは自分で姿勢をつくることができないので、変な抱き方をされたときの体勢によって、口呼吸になってしまうことがあります。赤ちゃんは骨の成長するスピードが速いので、なるべく同じ姿勢でいないようにしてあげてください。

赤ちゃんには、生まれながらにして備わっている反射（原始反射）があるので、全身を優しく触ってあげてください。反射が統合されていきますよ。

switch
08

抱っこの仕方は
成長・発達に
合わせよう！

0〜3か月

自然とおなかが凹んでCカーブになるようにして、横向きに抱く。首がすわっていないので、縦抱き・首を持つことは避ける。

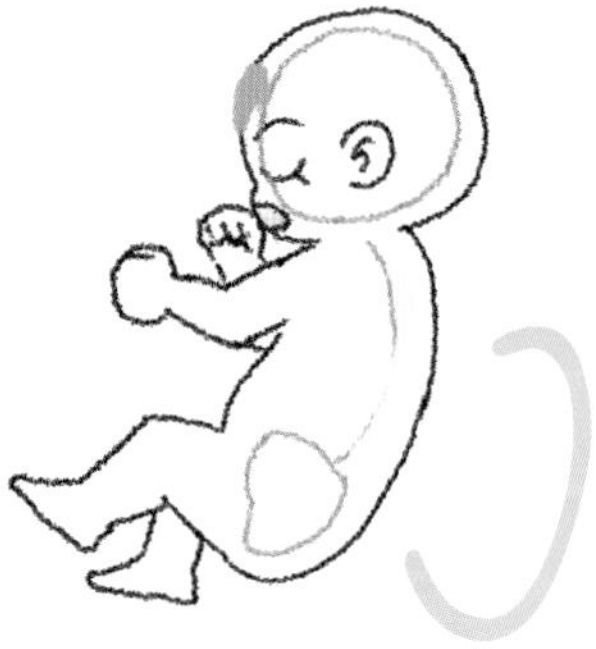

3〜6か月

Cカーブから S 字カーブになることを意識しつつ抱く時間を短く。
首がすわってきたら徐々に縦抱き（前向き抱っこ）にする。

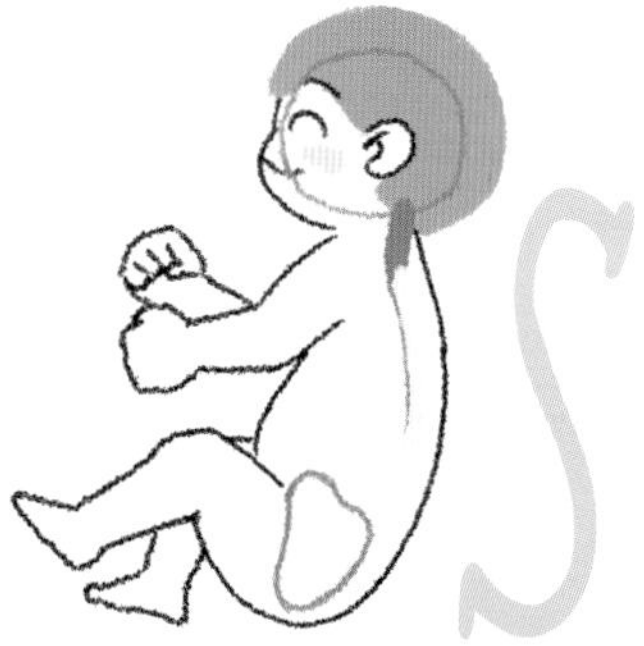

6〜8か月

15分以上は抱かない。
1歳6か月からはCカーブからS字状カーブへと変わり始める。

赤ちゃんの骨の発達に合わせて抱っこしてあげると、自然に身体が成長・発達できます。

「ソフト抱っこ」が基本。赤ちゃんの骨の成長を妨げないことが一番です。

switch 09

めざせ！ ぐっすり睡眠

いっぱい触って、動かそう！ 触っても起きず、大の字になって寝たらノンレム睡眠獲得！

睡眠を獲得するまで全身にある「原始反射」を使って、たくさん身体を動かしてあげましょう。まだ自分でハイハイしたり立って歩いたりできない赤ちゃんにとって、とても大切な運動です。しっかりと運動させてあげると、触れても音がしても起きない深い呼吸の「ノンレム睡眠」を、赤ちゃんでも獲得できます。そして、親もしっかり寝ましょう！　沿い乳は必要ないですよ。

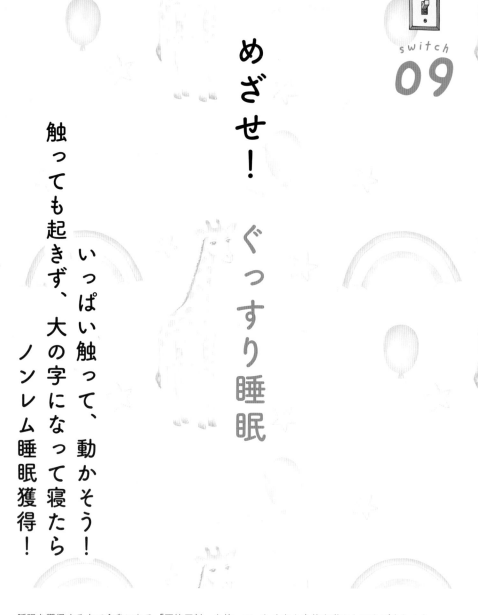

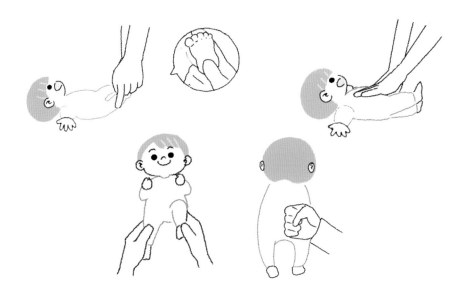

睡眠中にゴロゴロと動くのは、鼻呼吸ができていないこと、自律神経の働き、起きている間にしっかりと運動ができていないことが考えられます。また、15分以上の長い昼寝も睡眠障害を招くひとつの原因です。

触って起きるのは、呼吸が浅いレム睡眠の状態です。赤ちゃんでもノンレム睡眠はできますので、獲得させてあげましょう。その際に大切なのは、起きているときにしっかりと運動をさせてあげることです。もし泣いていたとしたら、「泣く」という動作をしっかりとさせてあげることが大切なのです。

ところで、子どもというのは水分補給と体温調整さえうまくできるようになると、1歳6か月の子でも1日に5時間以上は動きまわれる能力をもっています。あるとき、未来歯科で8メートルを3往復する雑巾がけのトレーニングを行なっていたところ、そばで見ていた1歳6か月の子どもが興味をもち、一緒になって勝手にやり始めました。雑巾がけトレーニングは、大人でも息切れしてしまうくらいの運動なのに、その子はひとりで30往復もしてしまいました。これには私もビックリでした。子どもの集中力と体力には目を見張るものがあります。

この子はその日初めて、夜にゴロゴロせずに大の字になってぐっすりと眠れたそうです。

switch

10

口呼吸は万病のもと
鼻呼吸で風邪予防！

冷たい風が喉に直接当たることで、
雑菌がつき病気を招く。
お口をキレイに。
そして鼻呼吸という天然のマスクをしよう。

鼻呼吸のトレーニングは、生後すぐに始めて、1歳6か月頃まで継続的に行ないます。まずは口を閉じるトレーニングから。口が開いたままだと口の中が乾燥しやすいだけでなく、口呼吸になりやすいのです。

① 人差し指（使い捨てのビニール手袋をした）**か綿棒で下唇に触れる**
② 舌を出してきたら、指を口の中にやさしく入れる
③ 翼突下顎縫線に触れる

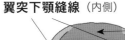

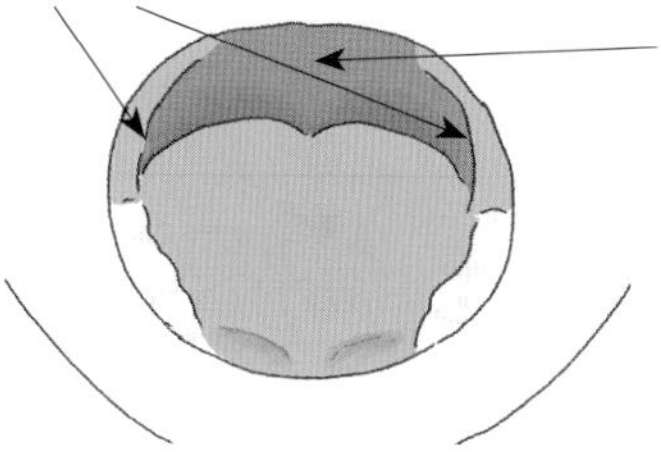
翼突下顎縫線（内側）
授乳窩
（上顎の凹み）
※ 2～3か月で
消失します。

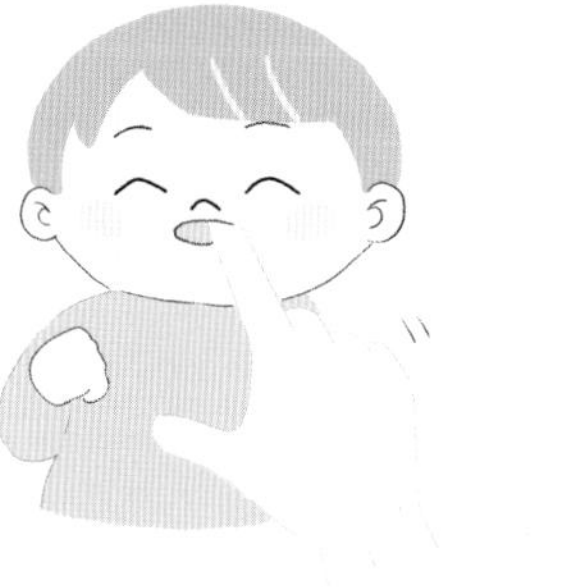

④ 赤ちゃんが口の中の指を噛み始める
⑤ 人差し指の向きをゆっくりと上に向けて授乳窩に触れる
⑥ 舌を上げて指をしごく動きをすることを確認する（鼻呼吸をしているかの確認）

授乳窩を指で触れたときに、浅飲みになっている赤ちゃんは嘔吐反射が働きます。要するに原始反射が残っているということです。こうした場合には、枕の高さを調整して、顎を引いた姿勢でトレーニングを行なうと、嘔吐反射が治まっていきます。

このトレーニングがしっかりできると……

- **目がしっかりと開けるようになる**
- **鼻筋がくっきりと出始める**　※目と目の間の青色もなくなります。
- **二重あごがなくなる**　※喉ができたということです。

switch
11

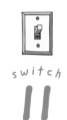

枕は作ってあげよう
大の字で寝て
鼻呼吸を獲得！

ぐっすり寝て呼吸も飲み込みも獲得しよう！

24時間反らせないために赤ちゃんにも枕が必要です。

頭の形もこの時期に決まるよ！

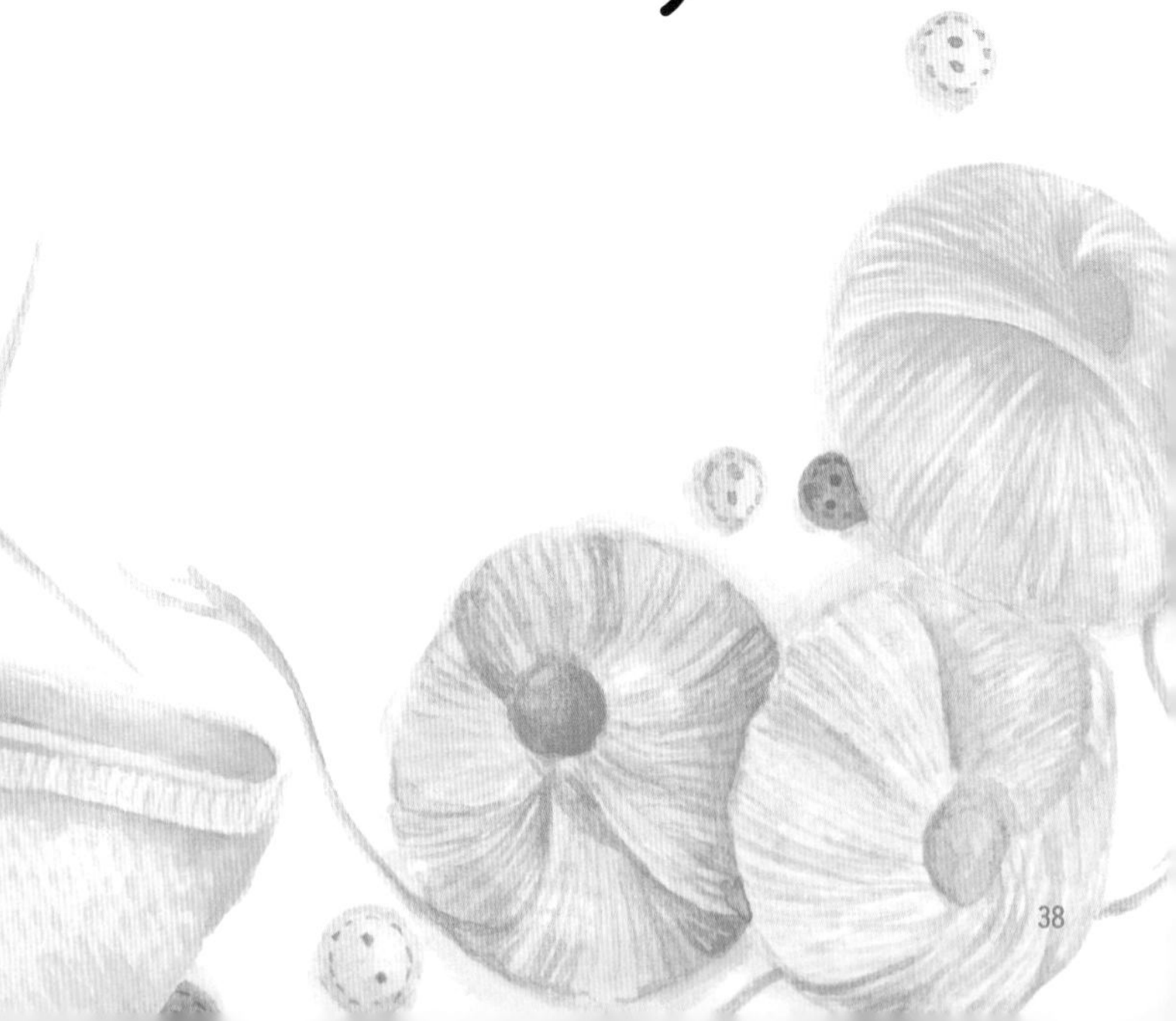

赤ちゃんに合ったオリジナルの枕を、ふわふわのバスタオルを使って作ってみましょう。※未来歯科にはオススメのタオルもあります。

① 同じ種類の薄くてふわふわのバスタオルを3枚用意し二つに折る

② さらに二つに折る

③ そのうちの2枚を三つ折りにする

④ 三つ折りした折り目同士を、向かい合わせに並べる

⑤ 3～5cm程度の間を空けたら、その上に残りの1枚をのせる

⑥ 中心のすき間部分が下につくまで深くスリットを入れて完成

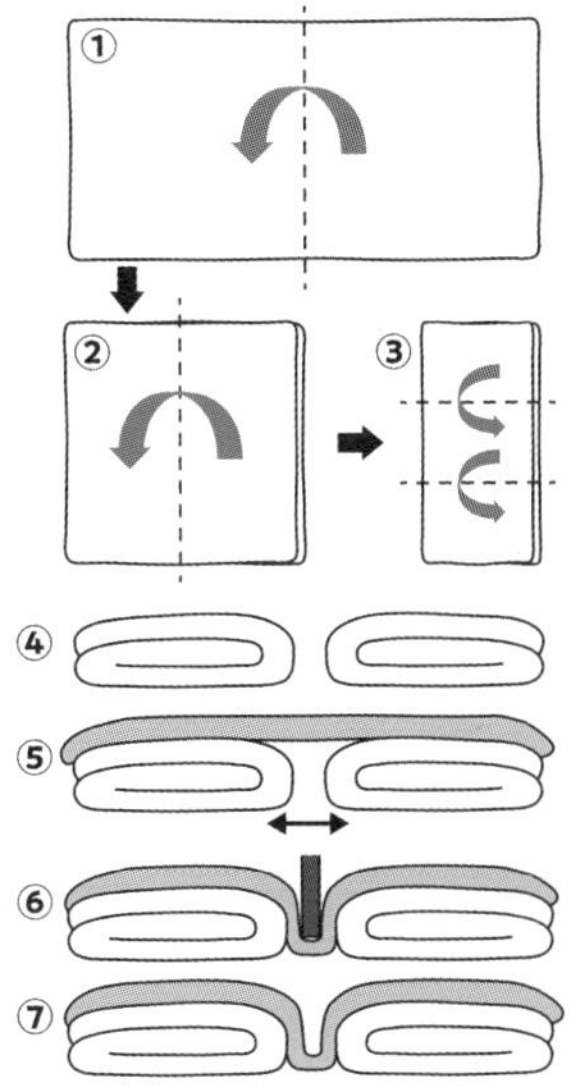

生後1週間までの赤ちゃんには、バスタオルではなくフェイスタオルを使って同じようにつくってください。赤ちゃんを寝かせるときは、枕のスリット部分に後頭部がくるようにします。首の後ろが伸びるように手を添えて、ゆっくりと引きながら手を放します。1か月までなら、これで頭の形がよくなります。

寝かせるときのポイントは、赤ちゃんの肩が枕のへりに接するようにすること。おなかに触れて硬ければ、高さが合わなくて緊張していることになるので、そのときにはタオルを四つ折りではなく二つ折りにするなどして、高さを調整してあげてください。

なお、成長にしたがって、上にのせるタオルの枚数を変えて、高さを調整する必要があります。目安としては、6か月を過ぎる頃にタオルをもう1枚増やします。

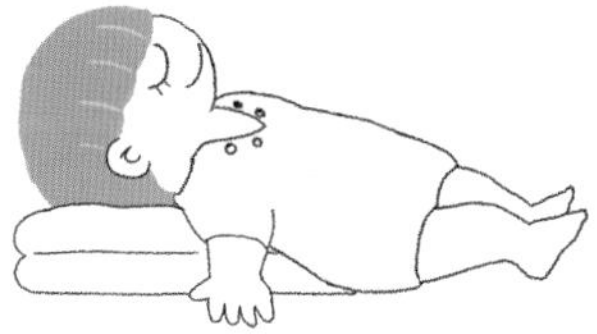

switch 12

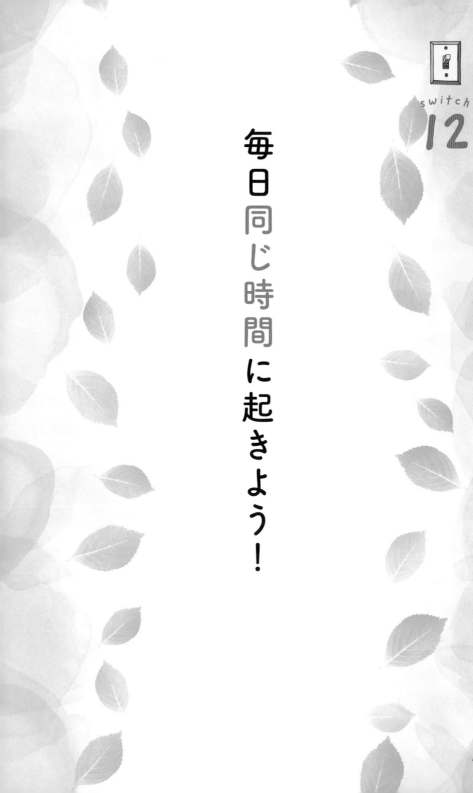

毎日同じ時間に起きよう！

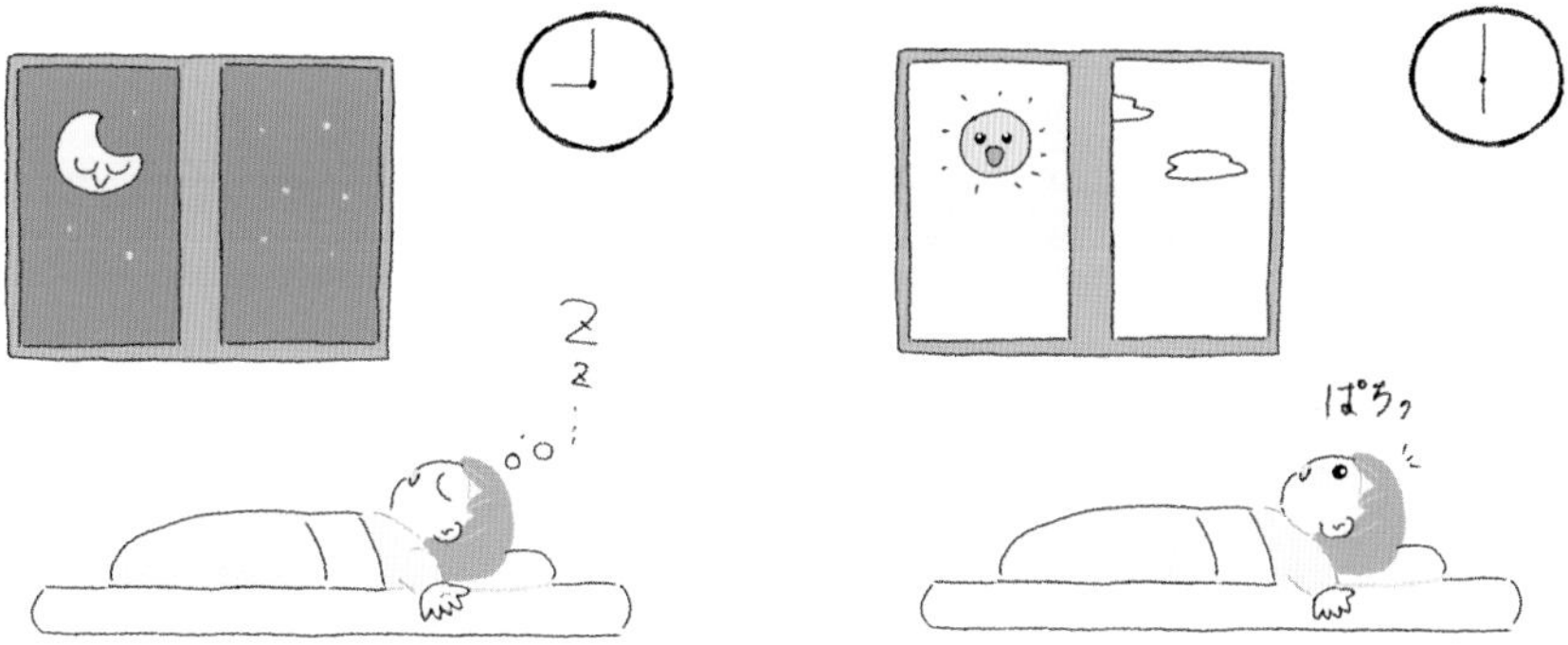

規則正しい生活は赤ちゃんの頃から始まる。

　体内時計のコントロールが目的だから、起きるのは、外が明るくなってくる時間帯で、いつも同じ時間がいいですよ。そのためには、親子共々、夜もぐっすり寝る必要があります。そのためには起きている間にしっかり動きましょう！

大人は6～8時間、
赤ちゃんでも8～10時間は寝られます。

※ 添い寝、添い乳は不要です。

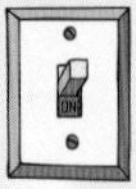

switch 13

陽の光を浴びて遊ぼう！

太陽の光に**1日2時間**くらいふれることは、視力、目の発達に影響を与えますよ。

直射日光ではなく、カーテンや窓をあけた**明るい部屋**、もしくは外なら日陰でいいですよ。

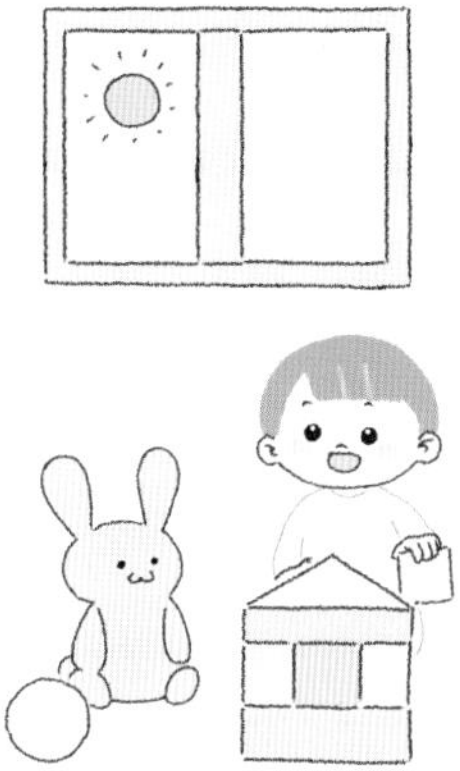

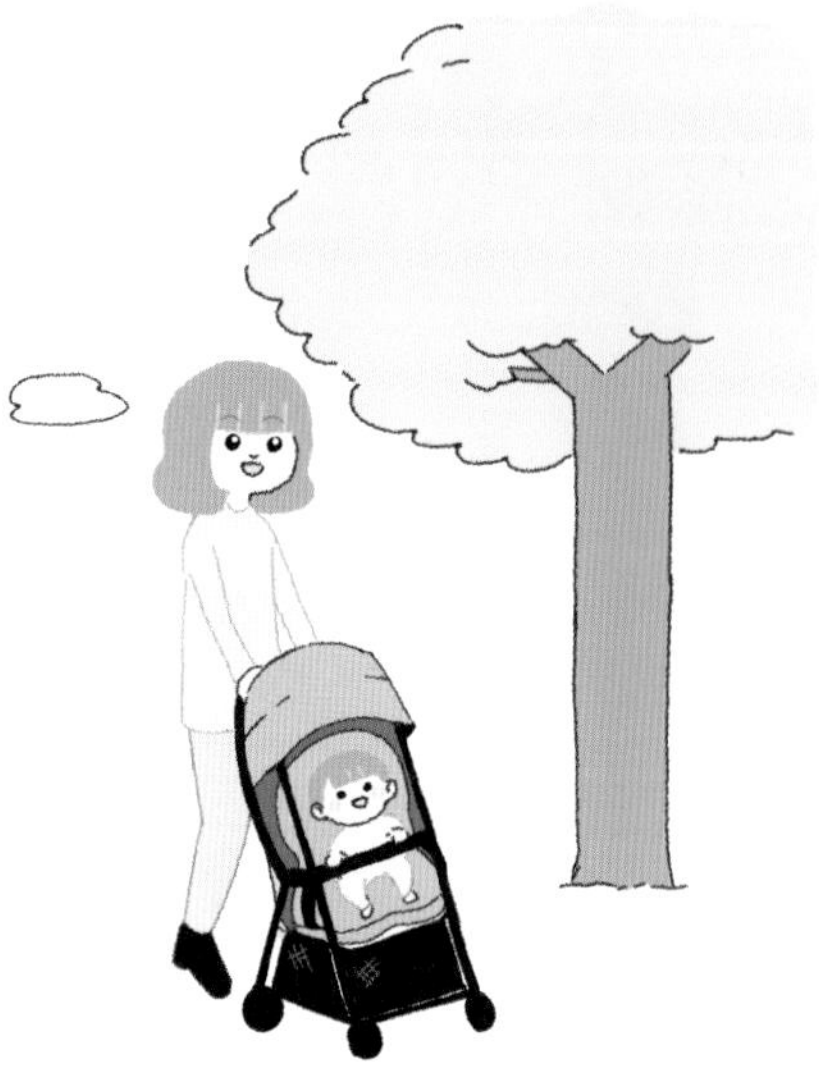

私が中学生の頃は、外で遊ぶ機会が多かったため、視力が悪くてメガネをかけている子は100人に1人くらいでした。今は、ほぼほぼの子に視力の低下が起きています。

switch 14

目を発達させると鼻呼吸がうまくいく！

目と耳と鼻は繋がっています。

目・鼻・口→耳→全身の感覚機能の順番で発達します。頭の方から声をかけ、目線をあげるようにすると、自然に舌が上顎の方に上がり、鼻呼吸が行えるようになります。

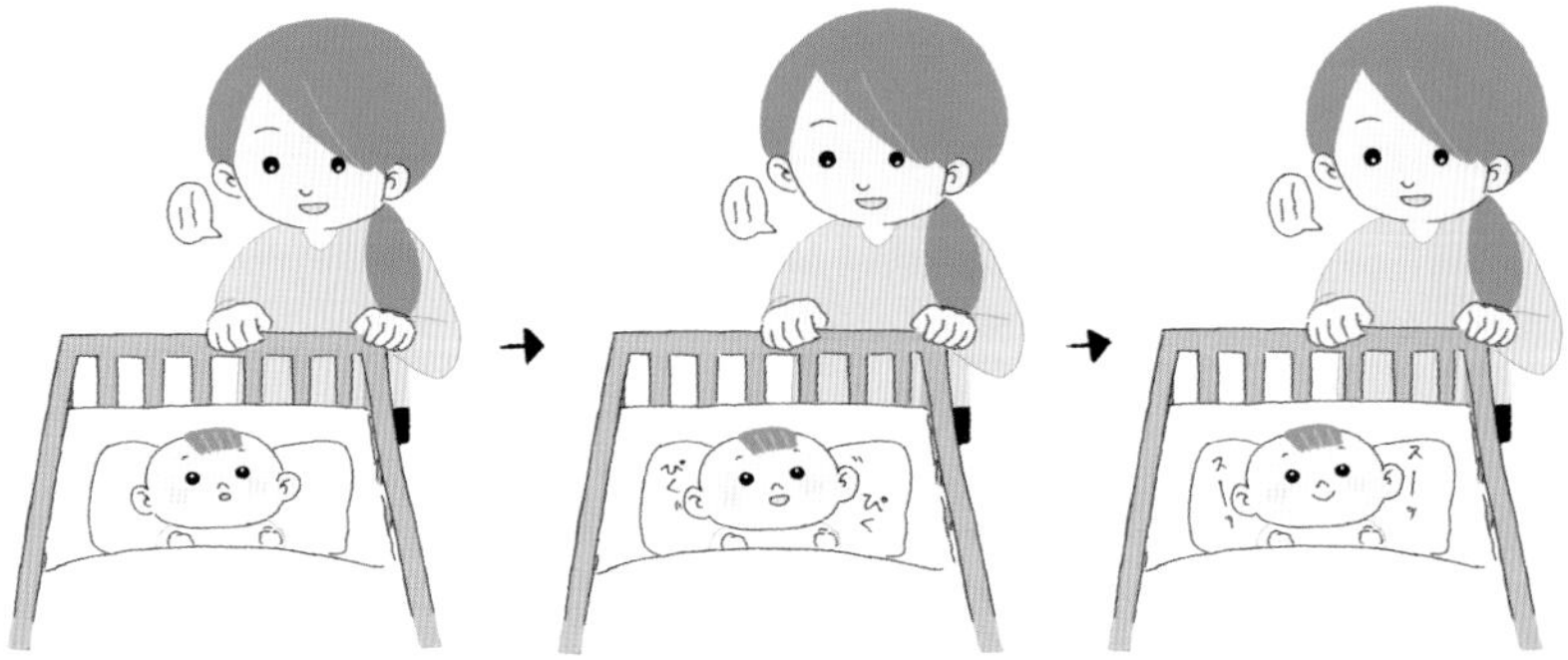

口を閉じて、顎を引いて、
目線だけがあがるようにしよう。

赤ちゃんの目は、急速に発達します。誕生から20分～2時間くらいで、お母さんの顔に驚くべき興味を示し、生後2日くらいたつと表情のマネをするという観察結果も出ています。赤ちゃんは意志をもって目を向けて、目を大きく開いてお母さんをまっすぐ見つめるのです。アイコンタクトを行うことで、赤ちゃんは顔がどんなものであるか、表情がその人の気持ちを表していることなどを理解していきます。

3か月になると、遠くで動いているお母さんの動きを目で追うことができるようになります。

9～11か月までには、赤ちゃんは大人の視線自体を追う能力を身につけます。この段階になると、赤ちゃんはすでに目は見るためにあることを理解しています。

こうした赤ちゃんの視線の成長でわかるのは、特別な関係性が形成されつつあるということだけではありません。神経的成長とコミュニケーション能力が順調に発達していることの印でもあるのです。

switch 15

笑顔で目と目を合わせよう！

最初は、親子のアイコンタクトから

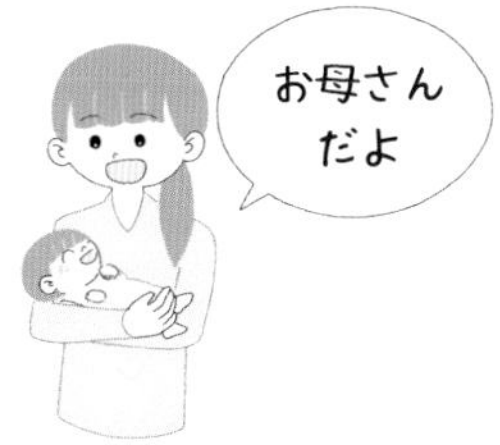
お母さん
だよ

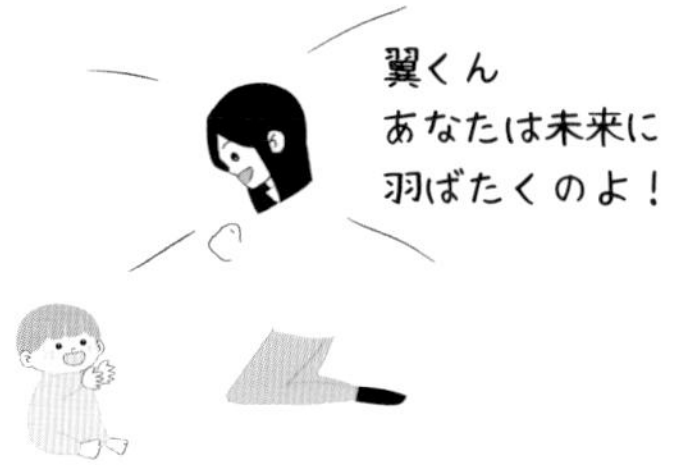
翼くん
あなたは未来に
羽ばたくのよ！

親子の関係をつくっていく時に、まずアイコンタクトが大切な理由は、認知症の対応などで大きな効果を出している「ユマニチュード（語源は人間らしさ）」という、感覚にアプローチする方法からもお伝えすることができます。

認知症の方は言葉の通り認知がしにくくなっているので、感覚を刺激する、つまり、“人間らしさ”の根源に訴える方法が有効なのです。赤ちゃんも、まだ言葉での認知ができない段階なので、この感覚を刺激して発達させる方法が有効です。

対応の順番は、**見る→話す→触れる→立つ**というものです。

「**見る**」というのは、アイコンタクトをすることです。赤ちゃんにだんだん近づいていって、赤ちゃんが黒目と黒目をあわせられるところが視野です。必ず正面から、近づいてあげる。そうすると親を認識することができます。

次に「**話す**」です。目があったら大きな口を開けて話してあげましょう。小さな口だと、赤ちゃんはマネができません。老人は高音域が聞こえないのですが、逆に、赤ちゃんには、低音域が聞こえないので、女性の高い声の方が良いのです。

つづいて「**触れる**」です。原始反射が残っているか、確認してあげます。赤ちゃんは全身に原始反射の反射区があります。

最後に「**立つ**」です。2か月半くらいで首がすわったら、ほんの僅かな時間でも良いので、ハイハイの練習をしましょう。1回数秒から始めて、何度でも。数秒から、数分へ増やしていきましょう。

まずは笑顔で「アイコンタクト」をとり、親を認識させてあげることが必要なのです。目が合うまでは、決して声もかけません。親を認識してから、言葉をかけるのです。名前を呼んで、再度言葉での認識を行います。そして、触れてあげて起こす。そうすると赤ちゃんも認知がスムーズにいきます。

switch 16

歯が生える前から！
赤ちゃんも食べたら口磨き

歯は毎日何回磨きますか？　食べた回数分は歯（口）磨きをしましょう！　お口のケアは、唾液磨きでもあります。

歯ブラシは歯が生える前から！　毛先が柔らかめのものがいいですよ。

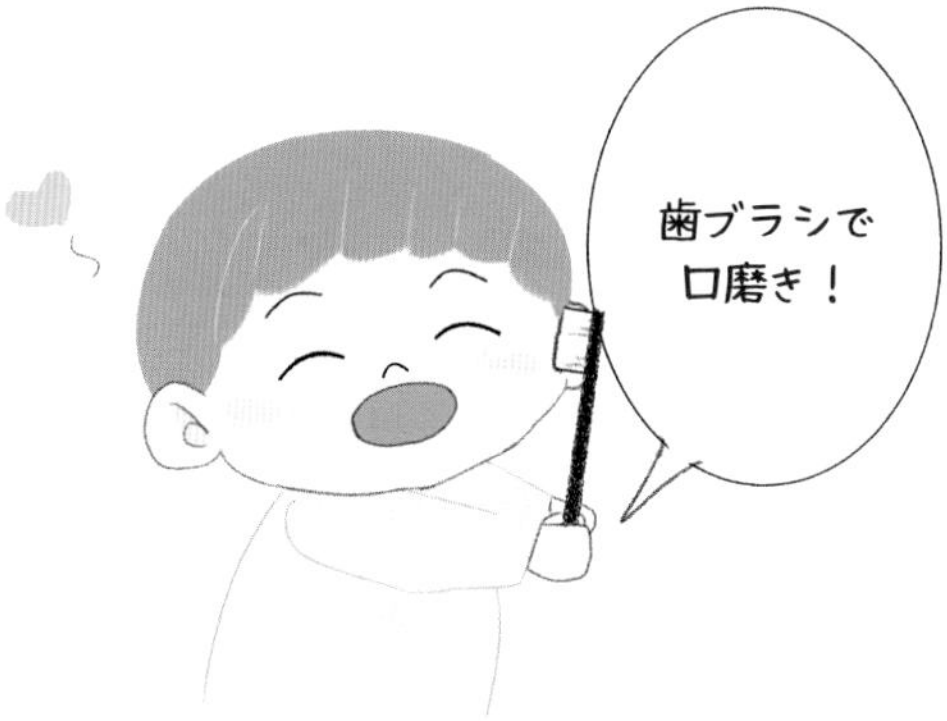

唾液は血液から作られています。唾液の量は、健康な大人で1日2.5～3リットル以上にもなります。たとえば、口腔乾燥症という病は、その唾液の機能と量の問題から起こります。きちんと唾液が出ていれば、発がん性をもつ糖質を口腔内で消化できることにも繋がります。

歯ブラシは唾液を分泌させて、口の中を正常に保つ道具です。唾液が食べ物の消化に繋がるため、口は健康の入り口と言われるのです。だから逆に寝たきり老人になる人は、口（歯・唾液）の不健康からはじまり、目が見にくくなったり、耳が遠くなるという順番に症状が出てくるのです。子どもの生涯健康のために、口磨きをしましょう！

switch

17

歯・口磨きトレーニングで
口のボリュームをアップ
未来の歯並びをつくろう！

歯磨きは、舌がしっかり動き、唇をしっかり閉じる筋肉を鍛えるために、大きく口を開けさせて行います。

歯ブラシは口の中を前後・左右・上下に広げるトレーニングとして使いましょう。歯が生える前から、何度もしっかりと歯のないところも触れるトレーニングを受けた子どもたちは、歯ブラシが習慣化されていきます。

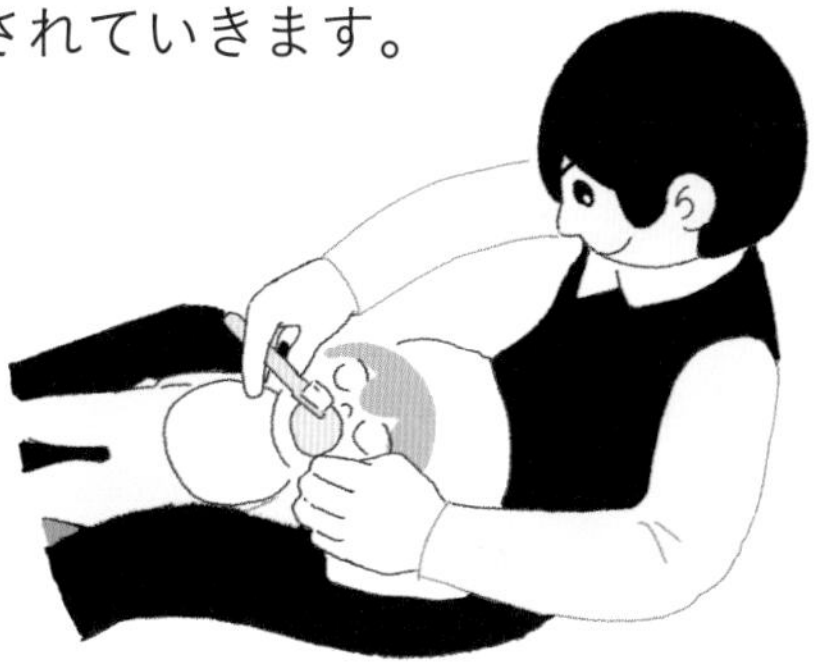

歯ブラシは嫌がるから、
時間がかかるよ。
でも、野生動物とは
違うもの（加工されたもの）を
食べている人間には、
歯磨きが必要です。

親の両足を赤ちゃんの上半身に隙間が空かないように添わせる。
膝を軽く曲げ、赤ちゃんの腕や手を押さえつけないように注意。

口の中を磨くということは、ただ歯を磨くためだけではありません。口の中の粘膜を優しく刺激することで、顔の筋肉を動かし、唾液を出やすくし、口の中の筋と表情筋を育てることにもなります。それは口のボリュームをつくる（口の中を広げる）ことにも繋がります。

歯を咬み合わせないままで口を開き続け、身体全体で笑い続けると、表情筋・咀嚼筋の全部が動き出します。表情筋とは、頬筋、咬筋、側頭筋、後頭部にまで至る筋群のことです。

この表情筋を鍛えることは、矯正をスムーズに進めるための大きなエネルギーになります。ですから、未来歯科では、矯正が必要な歯並びになってしまった子どもには、口のボリュームを広げるために、大きな口を開けて笑うこともひとつのトレーニングとして取り入れています。そのくらい、口のボリュームアップというのは、大切なことなのです。

switch 18

身体は反らせない！
将来の正しい噛み合わせを
この時期に作ろう！

首の後ろを伸ばした姿勢はすごく大切！
反って顎を上げた姿勢をとっていると、
噛み合わせに影響が出て、
虫歯の原因になる場合もあります。

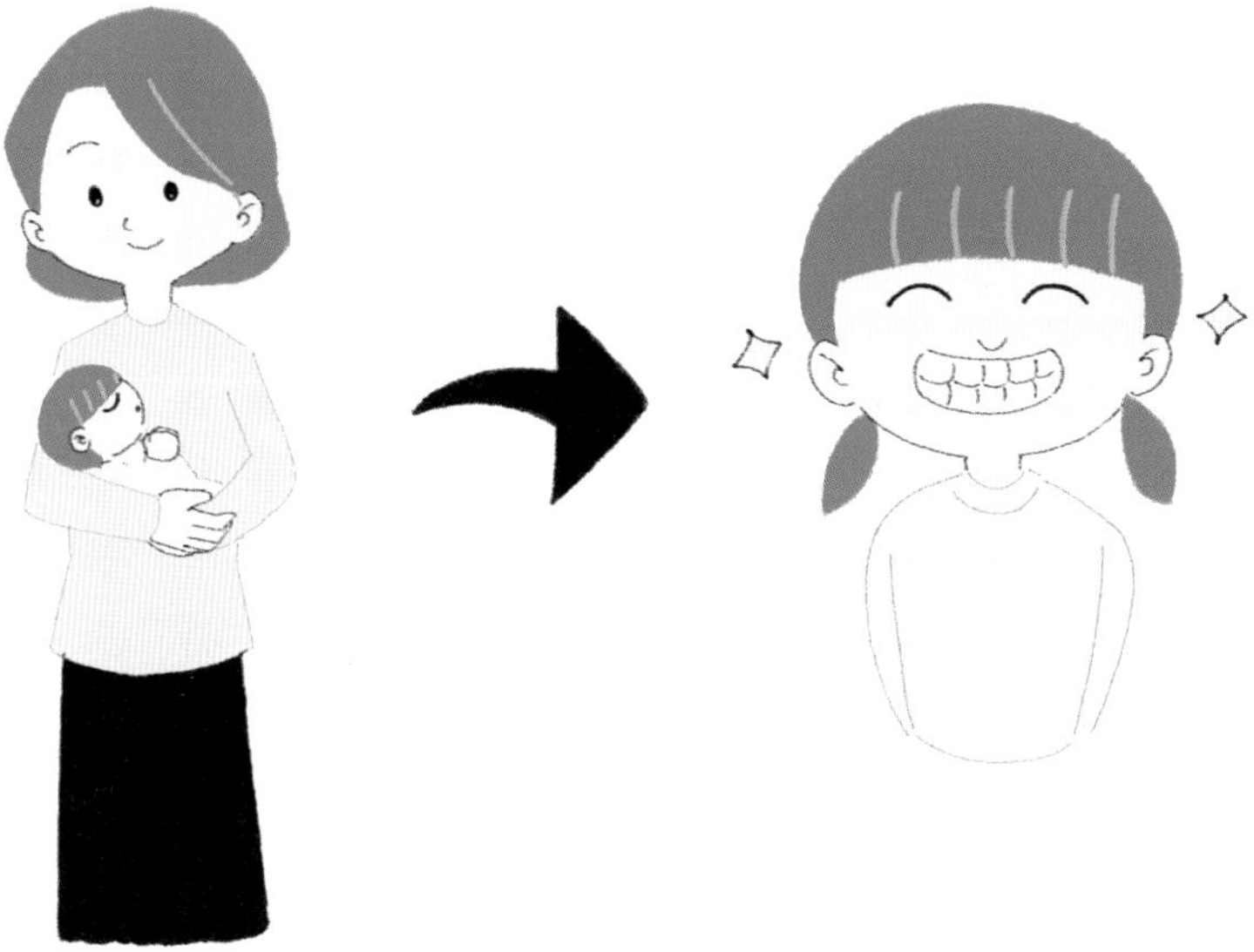

赤ちゃんが大きくなってから問題として起こる、虫歯や悪い歯並び・噛み合わせ、口臭や歯周病は、「口呼吸」や「低位舌」によってもたらされます。その大元の原因は、実は「姿勢の崩れ」なのです。つまり、よい姿勢をつくらない限り、いくら虫歯を治療しても再び虫歯になってしまうということです。逆にいうと、姿勢を正すことによって、虫歯だけでなく、口腔内のあらゆる健康を保つことが可能になります。ですから、この時期に反っていたら、抱き方を変えたり、枕を変えたり、口が開いていたら閉じさせるようにしてあげたり、飲み込みの練習をさせてあげて、将来の虫歯0や正しい噛み合わせに備えましょう。

また、アトピー、喘息など呼吸と関係する病気が起こり始めるのも赤ちゃんの時期です。顎を上げている、身体を反るという姿勢が、気道を縮め、吸うという動作しかできず、息を吐く、食べるという動作をしにくくしてしまうのです。

switch 19

口を成長させて アレルギーを起こしにくい 体質にしてあげよう！

口の成長は、全身の健康に繋がっています。
アレルギーは、呼吸の異常と糖質分解の問題でもあります。
糖質のコントロールをして食事を変容させることと、
正しい呼吸を身につけ、唾液で混ぜて飲み込みすることで、
アレルギーを起こしにくい体質にすることができます。

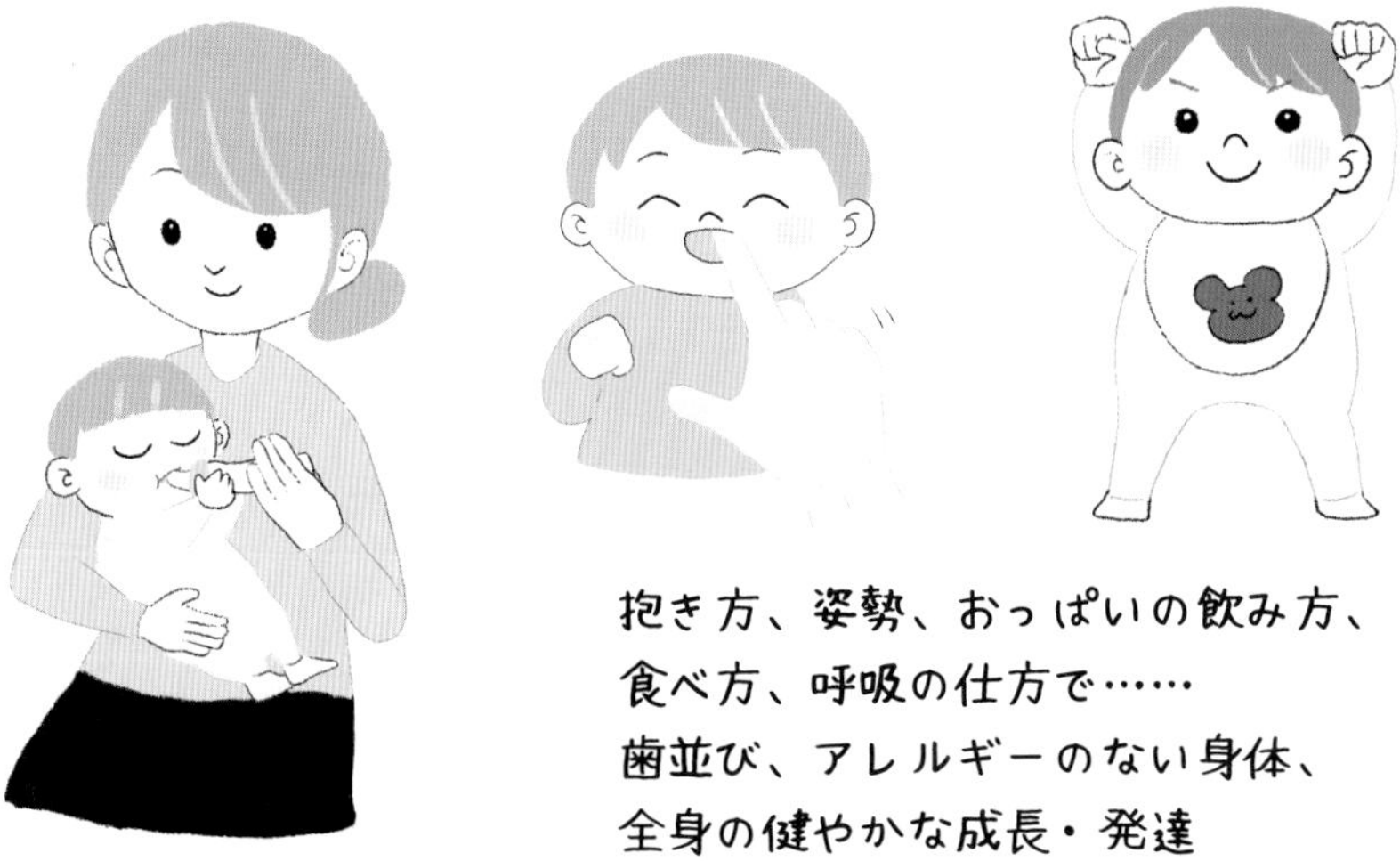
抱き方、姿勢、おっぱいの飲み方、
食べ方、呼吸の仕方で……
歯並び、アレルギーのない身体、
全身の健やかな成長・発達

身体の機能は繋がっていますので、実は、歯列と食べ方の問題が、アレルギーも引き起こしていると言えます。空隙のない閉鎖歯列といわれる乳歯の歯並びを持った子どもは、乳児嚥下が残り、異常嚥下癖、口呼吸、食いしばりなどの状態が見られるようになります。また、口の中がきれいになっていないと、繊細な味がわからなくなり、濃い味や加工されている度合いの大きい食品を好むようになるのです。いわゆる味覚障害です。

未来歯科では、現在40種類以上ある食品アレルギーを起こさないような食べ方を指導しています。奥歯が生えてくる1歳6か月くらいまでは、排泄を考慮した消化機能を整える食事をとることを目指します。

３～6か月の間に【身体を前に倒し、自ら食べにいく食べ方】のトレーニングを行い、6～9か月はいろんなものを捕食するようにしています。でんぷん質、糖質などは、乳臼歯が生えて噛めるようになってから与えるようにします。

最初にでんぷん質のおかゆなどを与えると、糖化（体内のタンパク質が余分なブドウ糖と結合することで細胞を変性させる）を早期に起こしやすい身体になってしまい、その結果、アレルギー体質になりやすいのです。食べ方については、身体の使い方や姿勢のつくり方、手の使い方も合わせて指導します。

switch 20

五感を発達させるために おむつを外せるようにしよう！

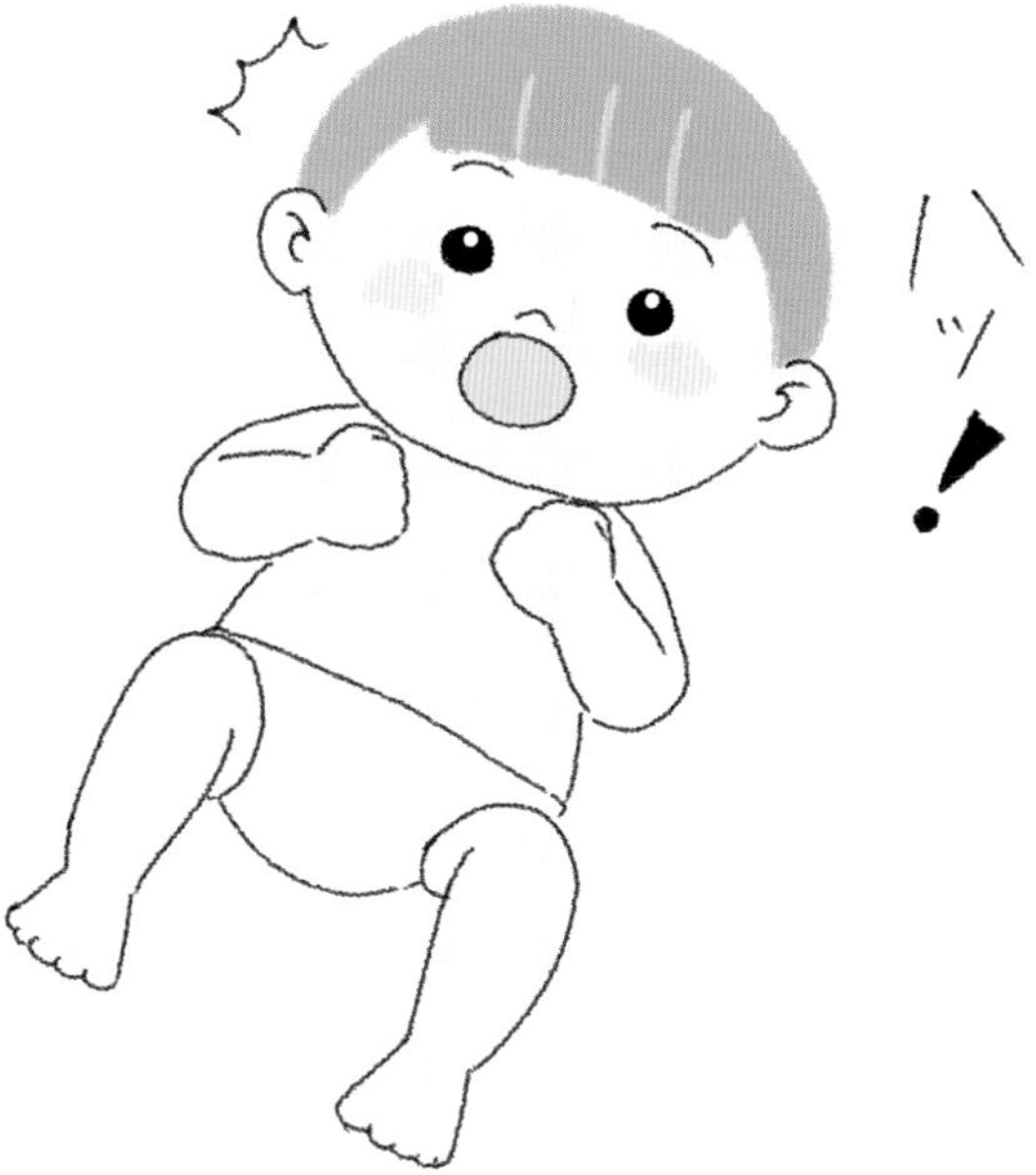

紙おむつも、そこに布（綿100%のシャツを切ったもの）を入れてあげるだけで、子どもの感覚の育ちが違うよ！

五感の発達を阻まないために、おむつを外せるようにしてあげよう。
私の時代は3～6か月でおむつは外れていたものです。

おしっこ、うんちの感覚を育てよう。
おむつの中ですることに慣れさせないで。
定期的におまるに座らせている方もいます。

switch

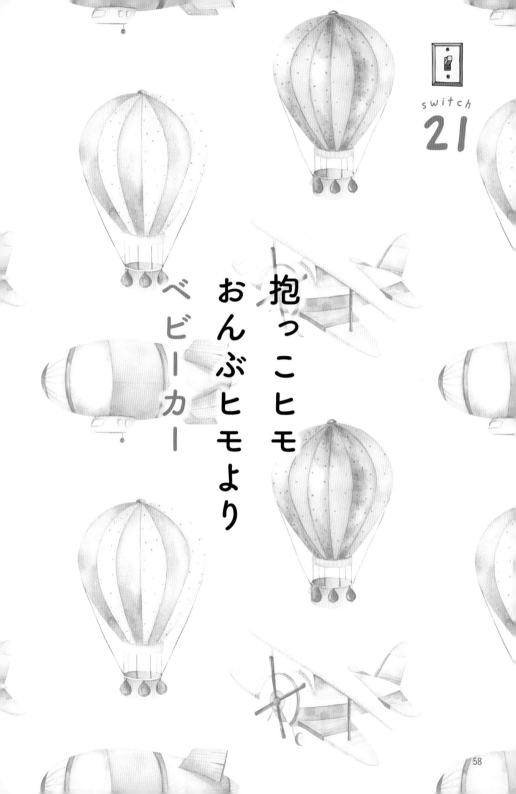

21

抱っこヒモ おんぶヒモより ベビーカー

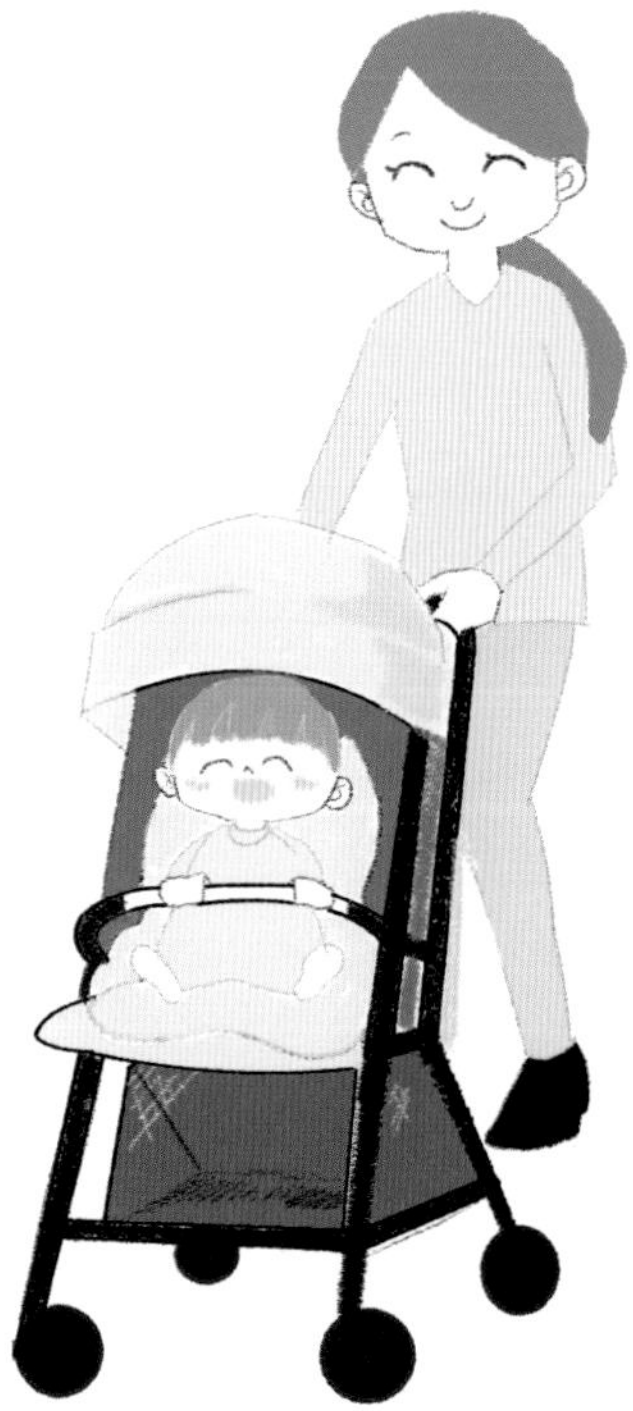

便利になった現在は、
昔に比べて
体力や筋力が落ちているため、
抱っこヒモはオススメしません。
同じ姿勢を続けさせないために、
ベビーカーがベターです。

日本はベビーカーで移動しにくい国なので、
お母さんたちは大変かと思います。

なんとか皆で、
ベビーカーで移動しやすい国にしていきましょう。

switch
22

赤ちゃんの体重や身長は
ただの目安だよ！

運動機能や食べられるものの、
成長を知る必要はあるよ。

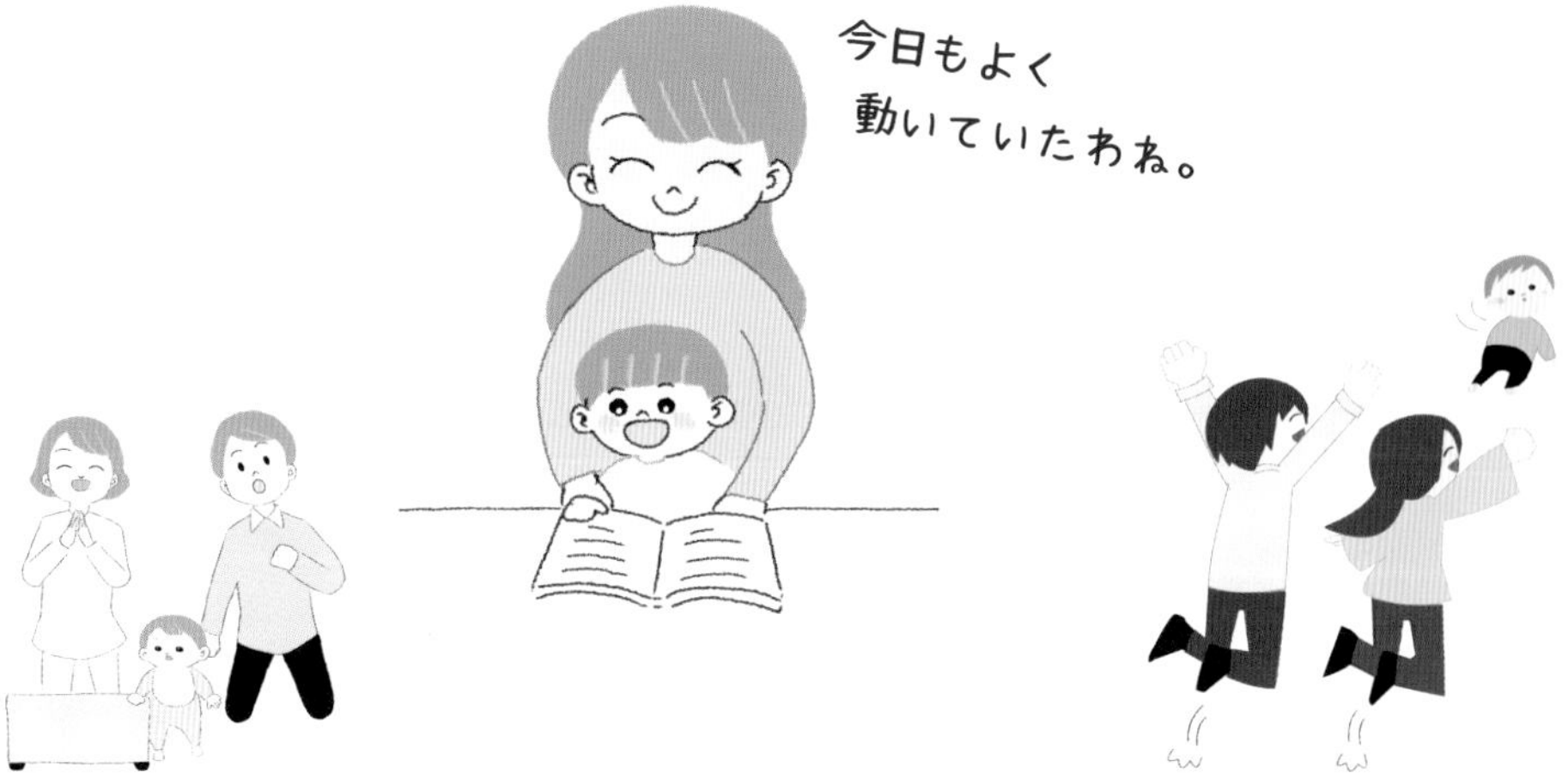

身体の適切な大きさは、みんなそれぞれ違います。

体重だけを見ないで。

体重があっても**おなかポッコリ**や**手首足首がぷにぷに**では健康とは言えません。

赤ちゃんは四肢の発達によって食べられる物が決まります。手首足首がぷにぷにしているということは、四肢の発達がまだ足りていないことを意味しています。体重や身長という個人差があるものではなく、筋肉と呼吸を成長・発達させることを考えましょう。

目安に子どもを当てはめず、**元気か**どうか、できることが増えているかどうかを見てあげましょう！

switch

23

いやいや！は成長のチャンス 見守ってあげよう！

親はいいところだけを見てあげよう

赤ちゃんが発散するのを見守ってあげて。子どもが自立するための、親子の駆け引き！　「いやいや！」も十分にさせてあげると、**達成感**が得られ、それを乗り越えた先には自立が待っています。

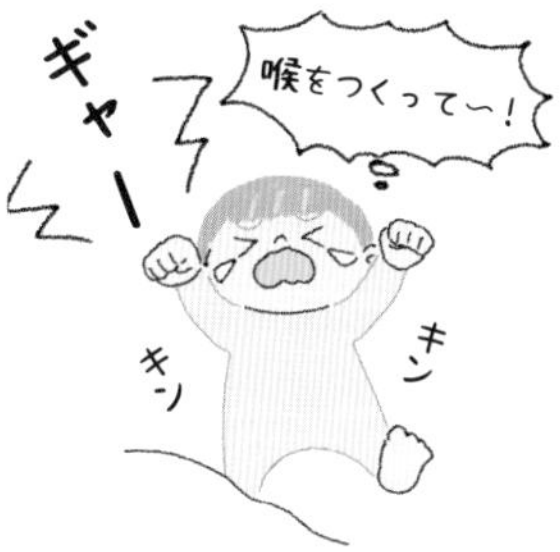

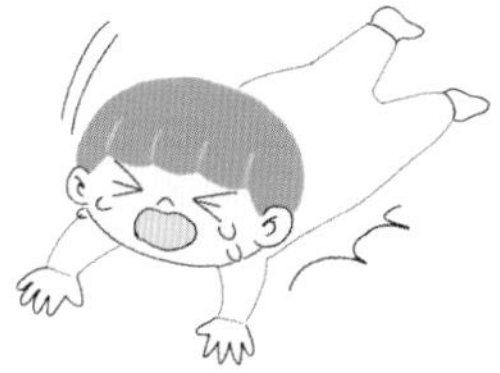

できないとか、いやいやは声をかけずに見守ってあげて。ぐずっていても様子をみる。親子の駆け引きです。ちゃんと見て、見守ってあげましょう。「できないよね」とか「いやだよね」というマイナス方向の声かけはせず、成長のチャンス！　いい感じだね！　と思ってあげましょう。

ハイハイからつかまり立ち、歩くという目まぐるしい成長を遂げる中で、大人が子どもの成長をさまたげないようにすることが大切です。まずはむやみに抱かないようにしましょう。これを何度もくり返していれば、子どもはいい意味であきらめて、ほかのことに興味をもちはじめます。それが学びのチャンスであり、自立へのスタートなのです。抱っこして強制的に泣きやませてしまうことは、自ら興味を発見するチャンスを奪うことです。その結果、親の胸にしか世界がなくなってしまいます。すると、その他を敵だと見なしてしまうようになります。３歳くらいになっても親が抱くまで泣き崩れる子、頭をぶつけたり物を投げ続けたりする子の、それが現実です。

ほめるときはしっかりと。できないときにはそのことには触れず、笑顔で見守って、「できるよ」「頑張って」とできるまで応援する。子どもの成長に合わせて、最初は手伝ってあげてフィニッシュを子どもにさせるなどの工夫をすればいいのです。

要するに、子どもの自立というより、親の自立が先なのです。

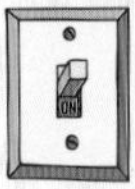

switch 24

赤ちゃんの平熱は37・2度（わきの下）

3歳くらいになると、36・8度くらいになるよ

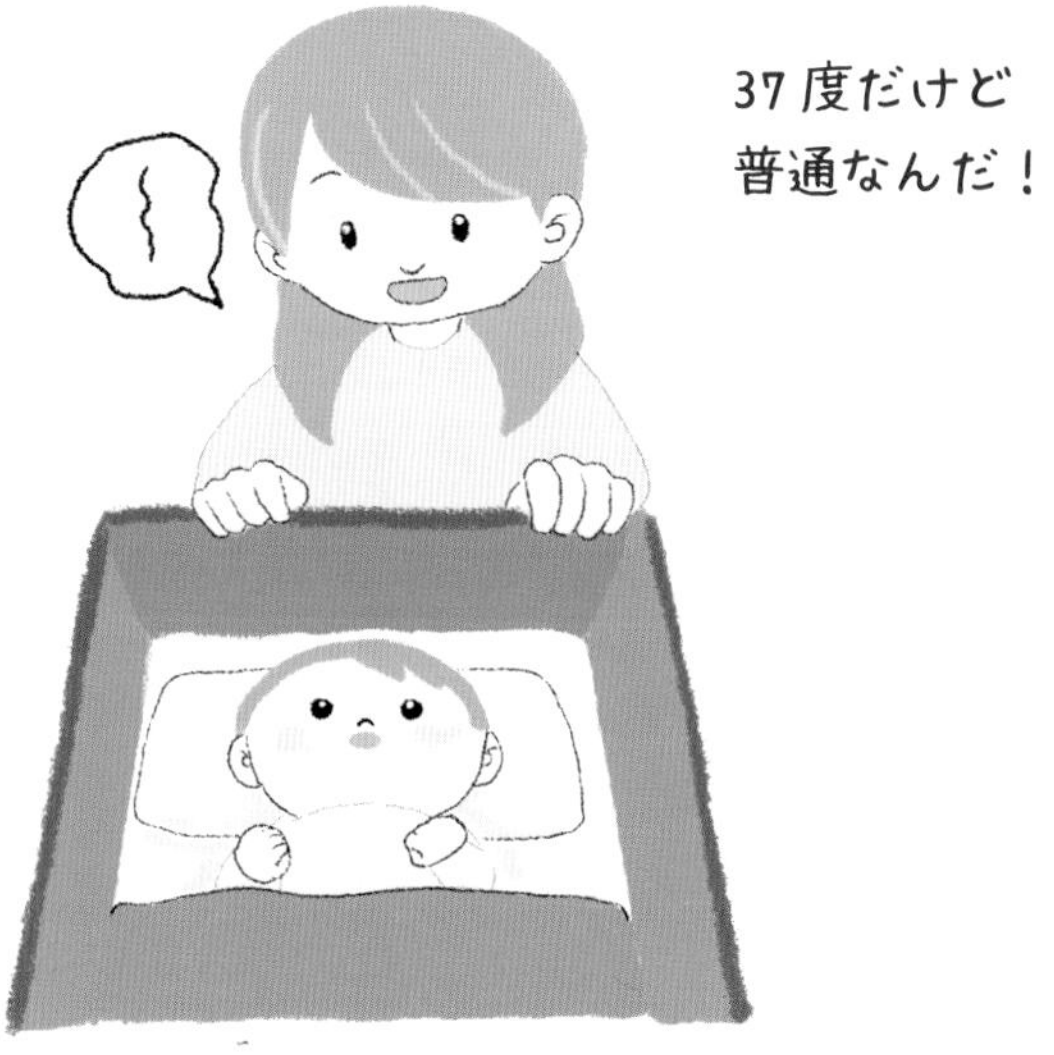

体温は筋肉量によって決まります。赤ちゃんは筋肉量が増える時、成長する時期だから、筋肉を機能させてあげると、体温は 37.2 度くらいなのです。

体温をちゃんと計って、毎日様子を見ていると、熱があるという**数字だけ**でなく、**いつもよりぐずるなぁ**とか、**ミルクの飲み方が悪いなぁ**とか、**泣き方がいつもとちがう**とか、様子がつかめるようになってきます。

症状に対して薬をもらって飲ませても、それは症状を和らげているだけで、**根本の原因は解決しません。**

赤ちゃんの成長の仕方を知って、**身体が繋がっている**ことを念頭に置いて、我が子の様子を見てみよう！

対処療法だけでなく、原因を考えて根本改善していこう。

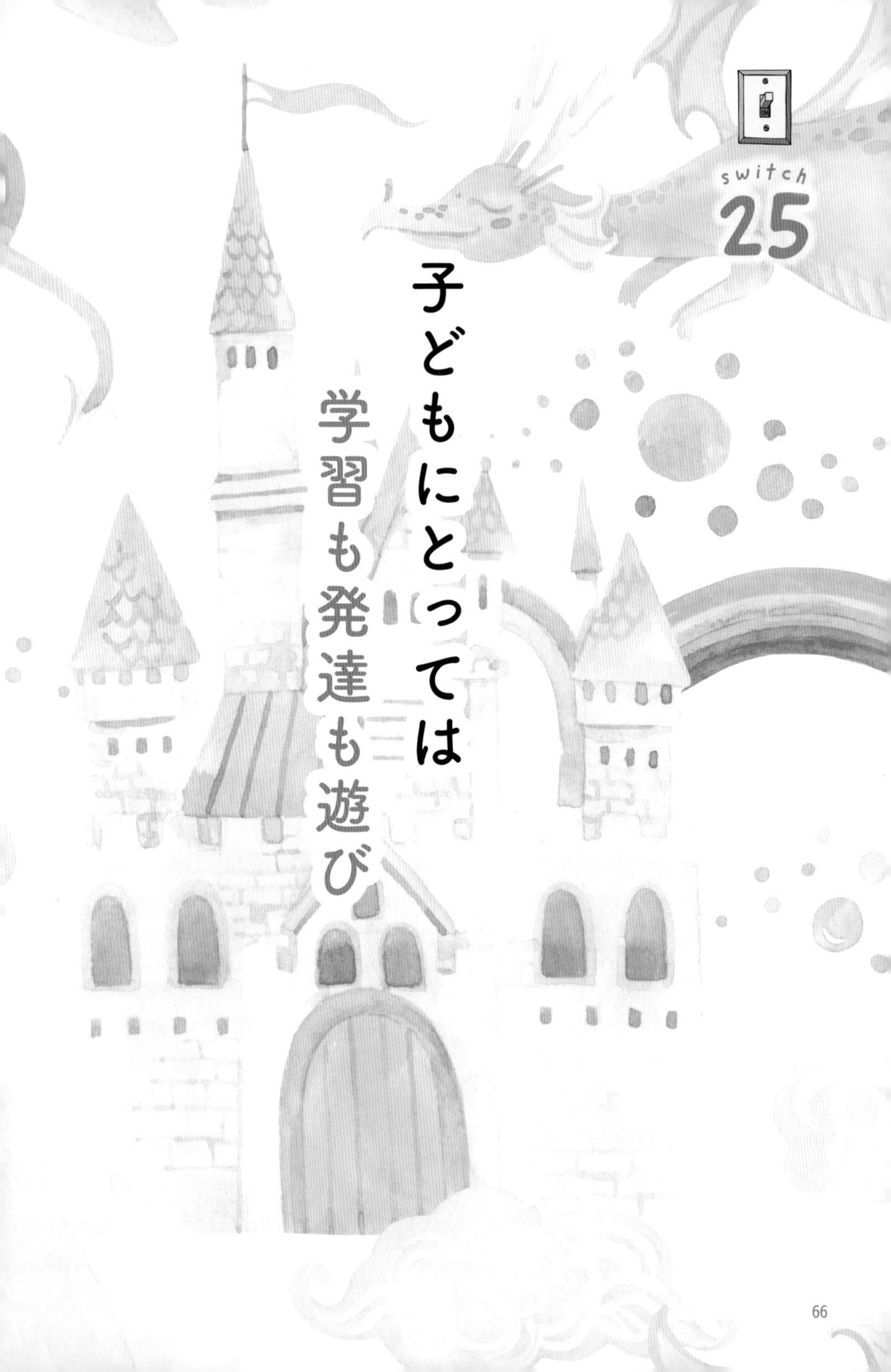

switch 25

子どもにとっては学習も発達も遊び

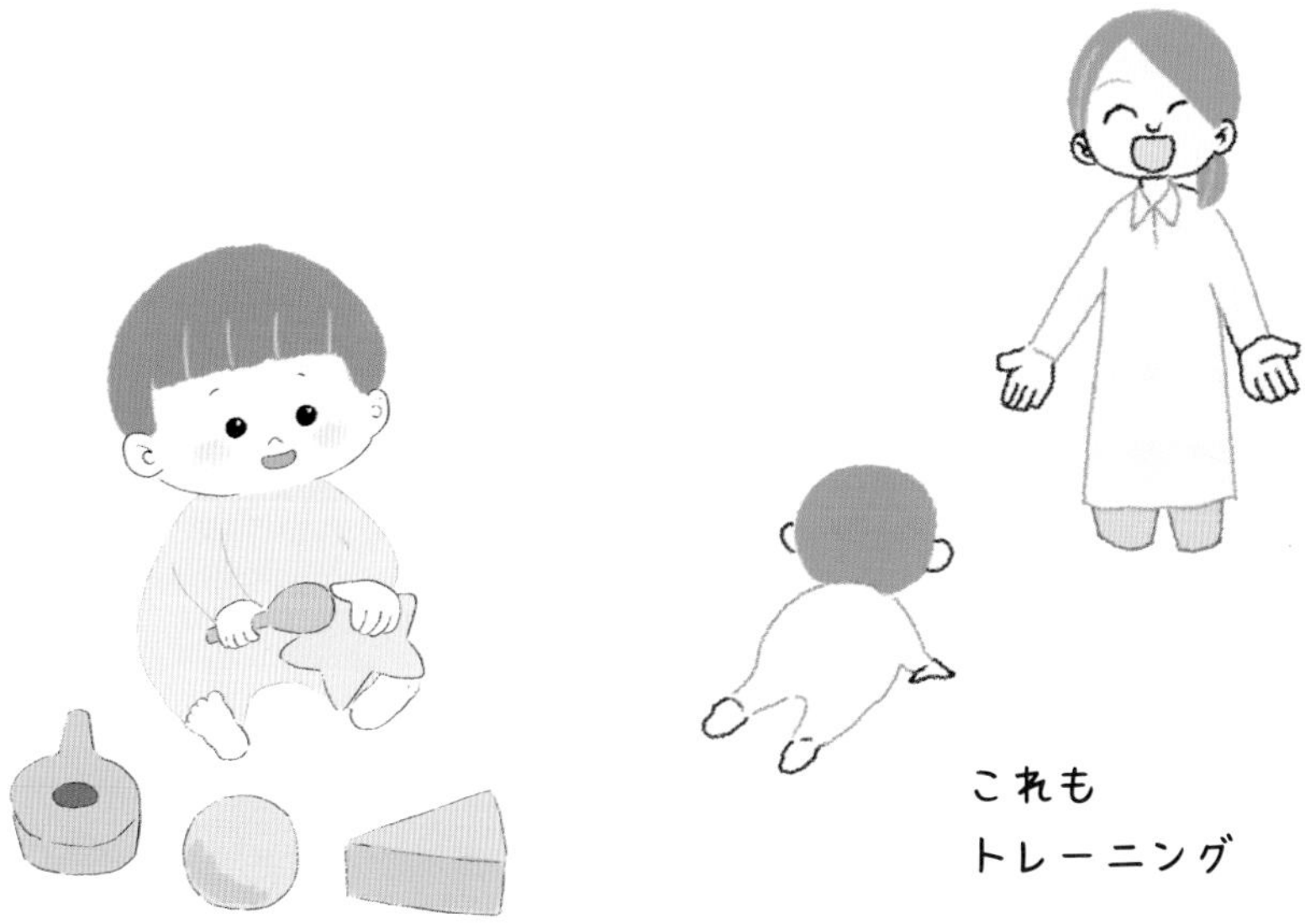

子どもは遊びの中でこそ、学べます。

トレーニングだって、お勉強だって、**遊び**と思ってはじめたことは**どんどん伸び**ます。

お父さん、お母さんに**ニコニコ見守って**もらいながらやっていることは、楽しいことだと感じています。だからトレーニングも遊びの一部になるのです。楽しく自由を獲得させてあげましょう！

学び続けることが必要になる時代だからこそ、学ぶ姿勢を身につけられた子どもは**成長・発達し続け**ます。

switch 26

子は親の鏡

お父さん・お母さんが お手本になってあげよう！

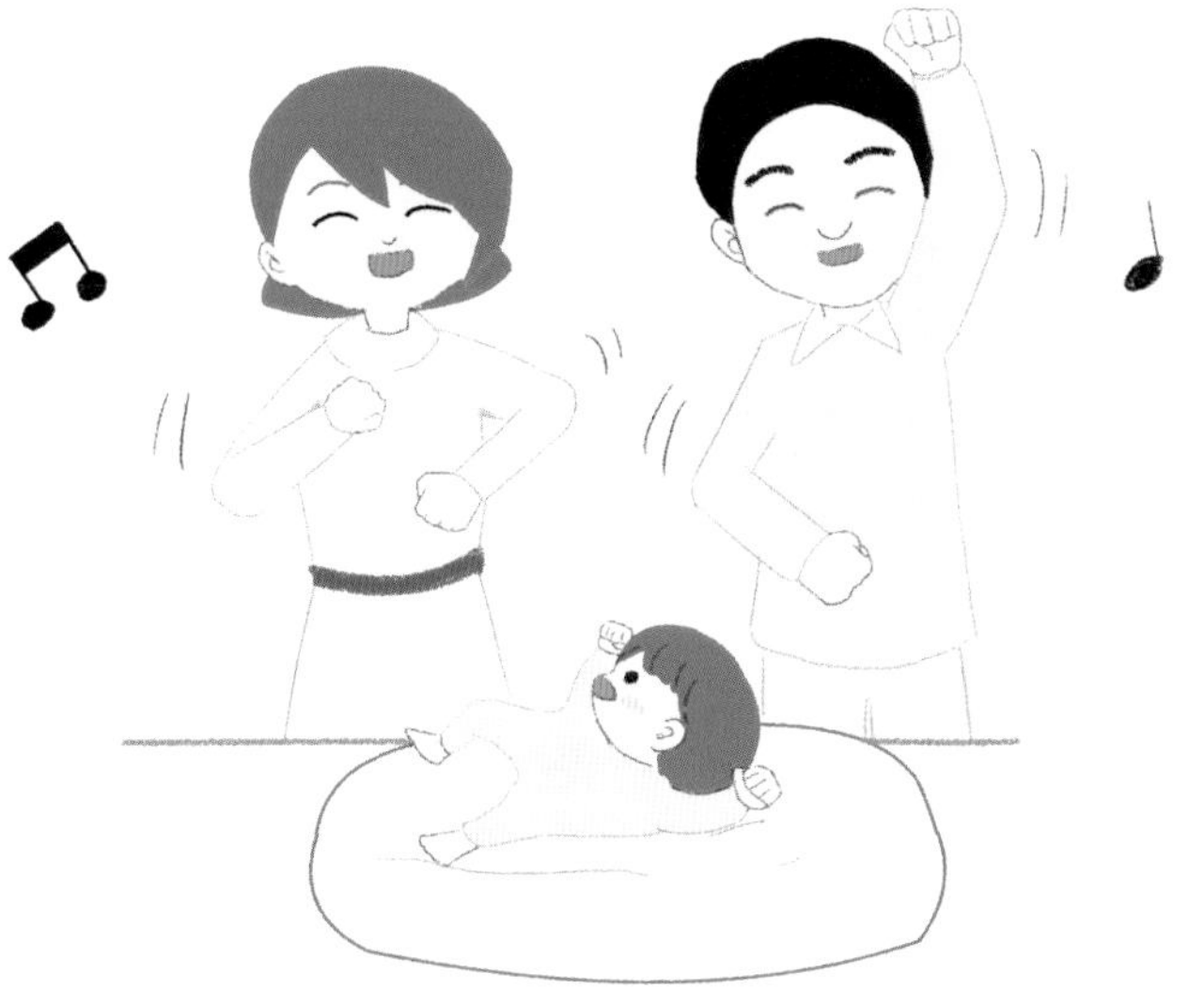

心理学用語では**ミラーリング**と言います。

子どもは**潜在意識**で**行動**をしています。親が何を言うかより、子どもは、親を見て学びます。見て、マネをすることで成長するのです。

親のマネをして手足を動かして、寝た状態でダンスだってできちゃいます。

switch

27

大きな口で笑って
しゃべって
1日1万歩以上！

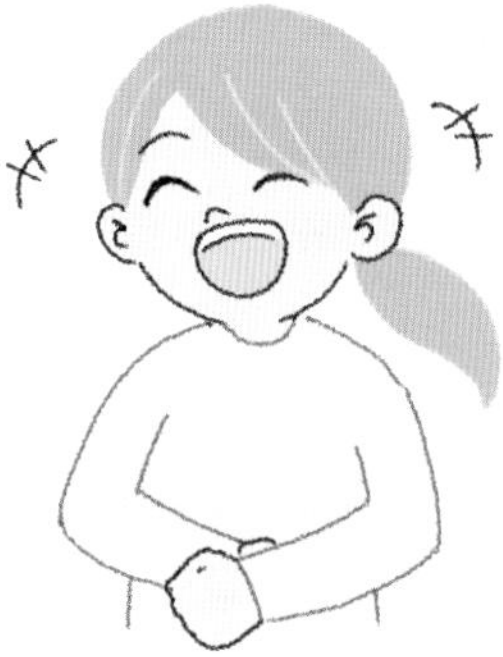

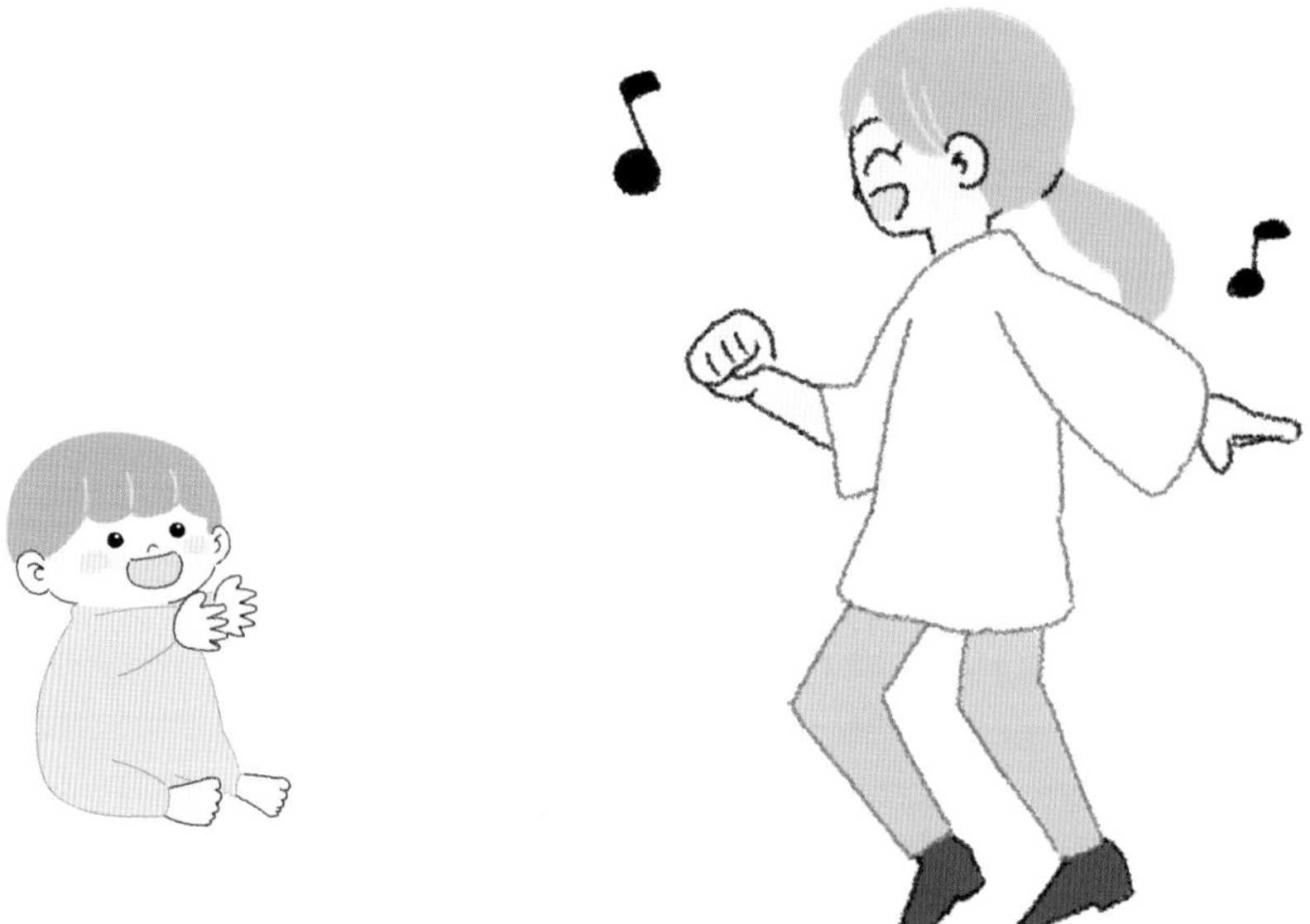

身体を動かすことは人間の基本。

1日、1日を大切に。

口にもいいこと、身体にもいいこと、実は、たったこれだけ！

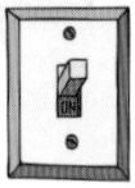

switch
28

親もニコニコ
元気になっちゃおう！
そして日々感謝

笑顔の効用は、家族の幸せ
そして健康です！

授乳した後、お父さんは要注意！　お母さんは「オキシトシン」というイライラしやすいホルモンが出ていて、子どもを守るために目の前の人を攻撃しやすくなるからね。子どもは本来、社会が育てるもの。今の時代はお母さんが大変。少しでもお母さんが元気でニコニコになれるようにしよう！

お父さんとお母さん、
仲良しだな♡
たのしそう……

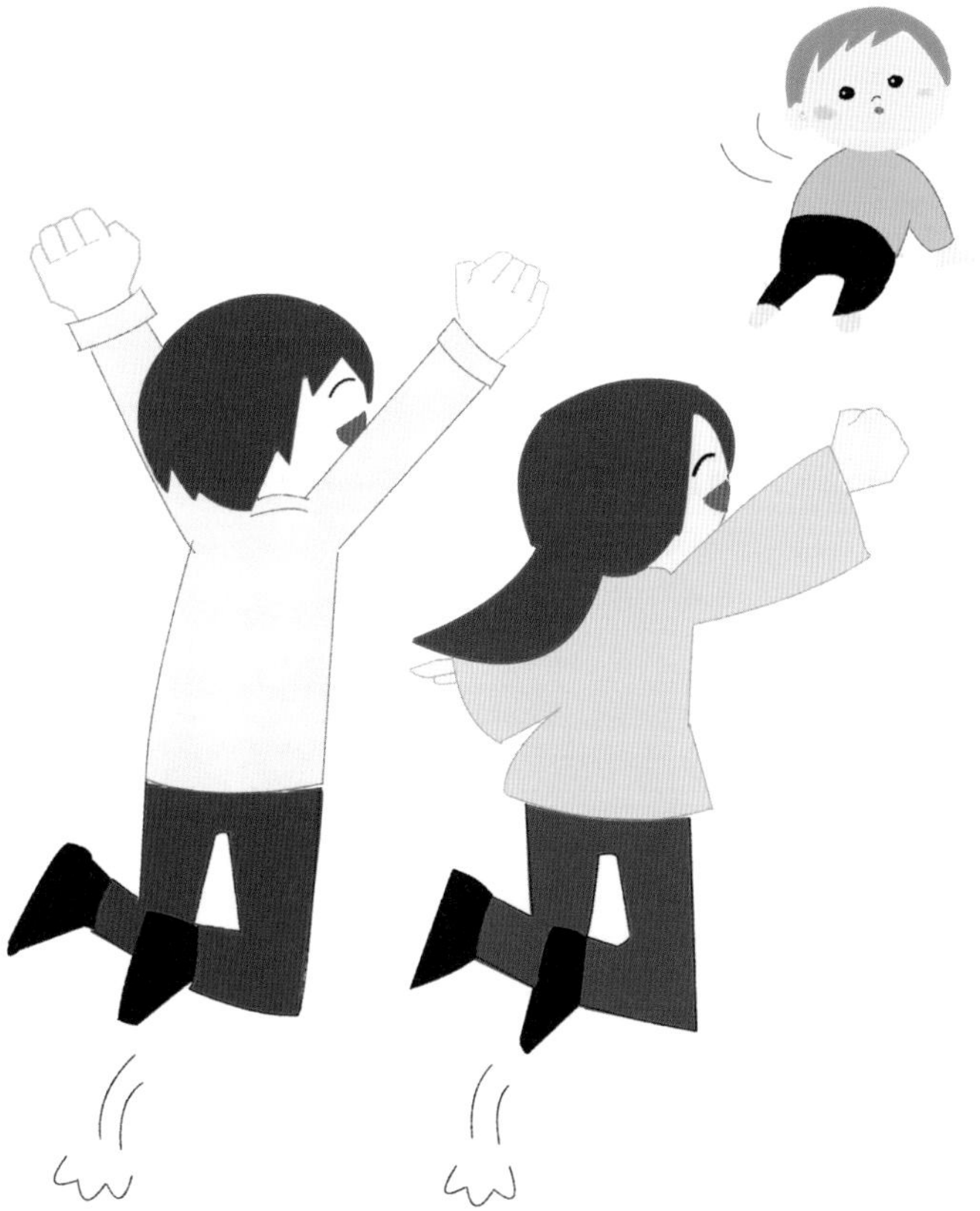

switch

29

1日1回は「パーッ！」と言いながら腕を振って歩いてみよう！

パーッ！

パーマン！
ピーマン！
パピプペポ！

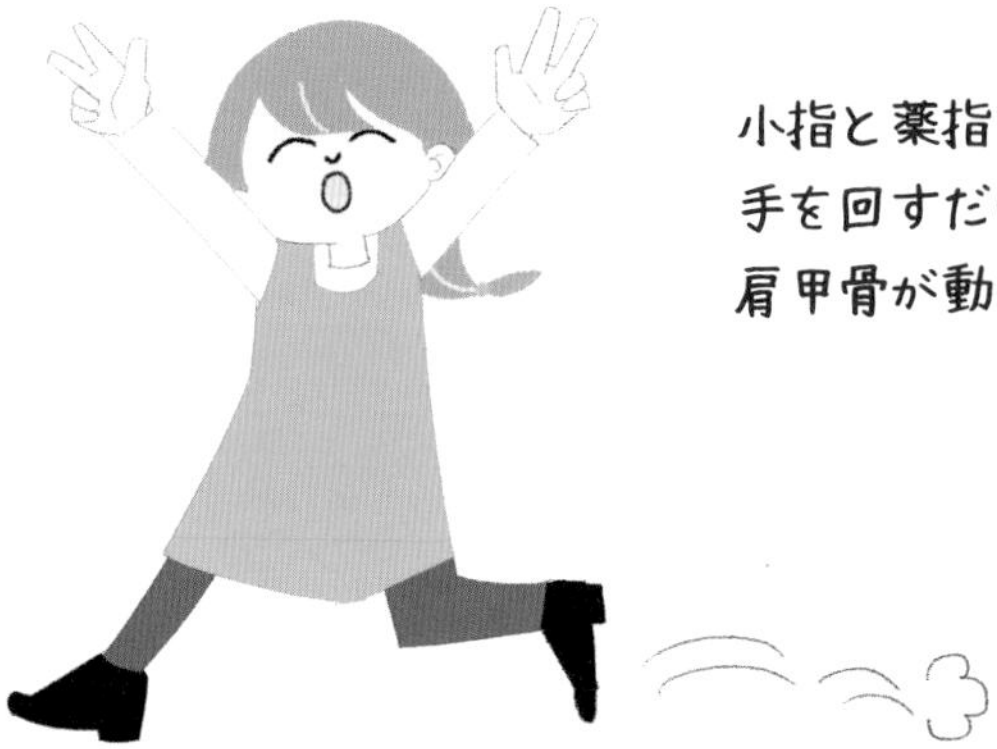

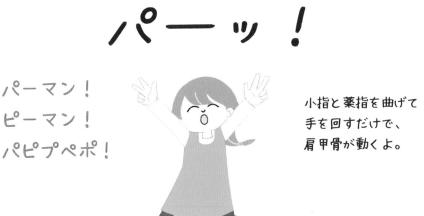

小指と薬指を曲げて
手を回すだけで、
肩甲骨が動くよ。

肩こり・腰痛、解消！

笑顔の溢れた人生を送りたいなら、まずは笑顔になることから。トレーニングもまずはやってみよう！　理論は後からでも理解できます。「パーッ」と言ってスキップ、ルンルン。**「パピプペポ」は歯があたらずに大きな口を開けられる音**なんです。そして、口を開けてスキップすると、怒ったり、難しいことを考えたり、悩んだりはできません。

更に肩凝りと腰痛が減って、おっぱいをあげる正しい姿勢も楽にできるようになるよ。

switch 30

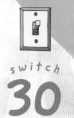

子育ては親育て

親が元気になることが、子育ての目標です。

それを見て、子どもはマネするのです。

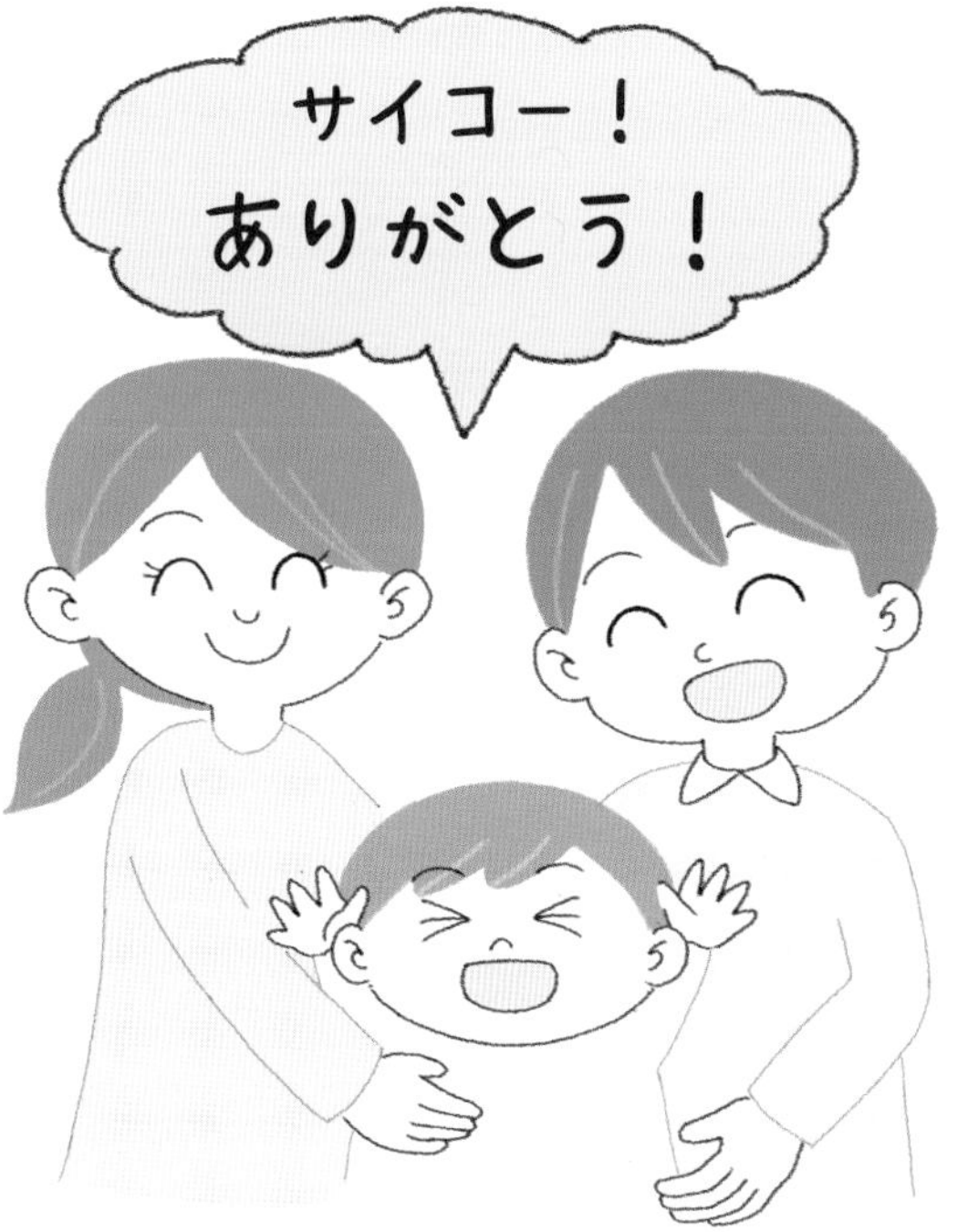

今の人生をより最高のものにするのが、子育て。赤ちゃんは家族の幸せのために生まれてきてくれるのです。「あ～子育て最高！」と言ってみよう！　そして「ありがとう」を言える人生にしよう。「はい」という受容の言葉と「ありがとう」で人生は面白いくらいに広がります。

悩んでいるのは親であって、言葉がない世界を生きている赤ちゃんや、子どもは悩んでいません。親が勝手に悩まない。悩むくらいなら、自分が幸せになる。子どもの発達のためのトレーニングを応援してあげる。

switch 31

一貫性をもった子育てをしよう！

親の方向性をもった行動で
子どもは成長・発達していきます。

方向性を決めたら、そのトレーニングが習慣になるまで少し継続してみましょう。

一定期間継続することで、成長・発達を遂げられます。

成長とは、時間の経過に伴って良くなっていく、伸びていくということを意味します。

発達とは、できることが増えていくという機能面の向上という意味をもっています。

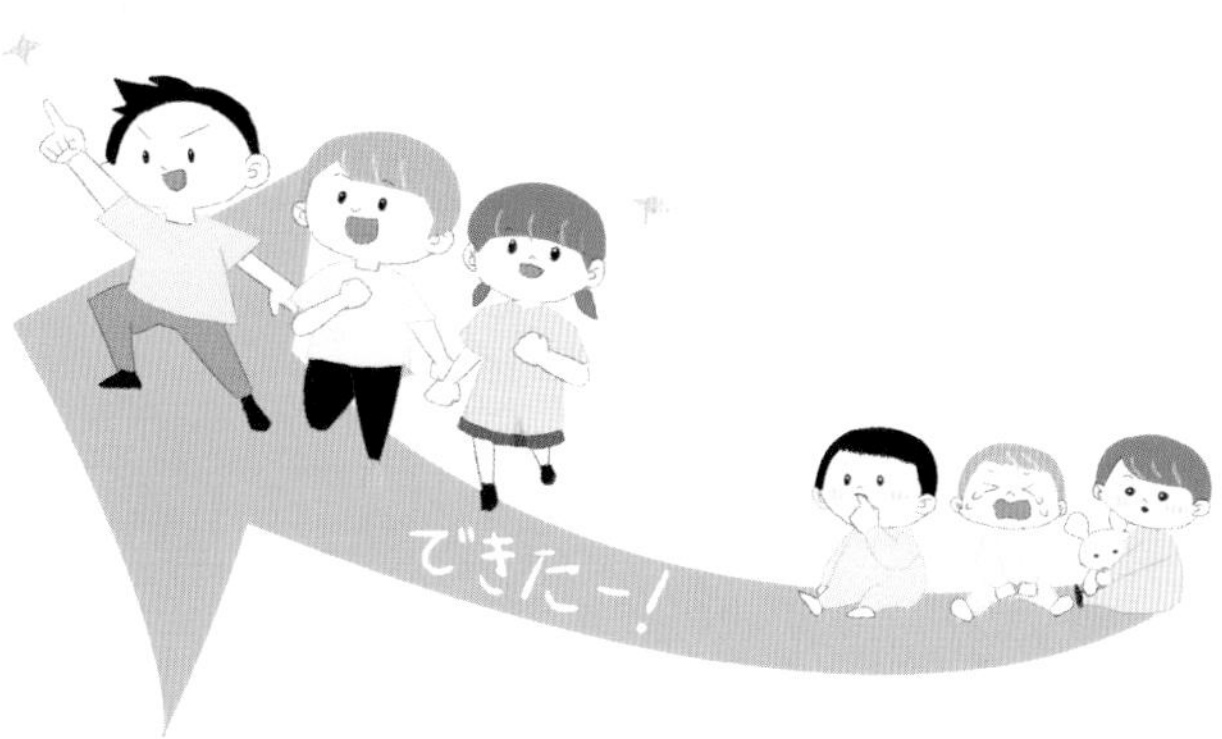

デフォルト・モード・ネットワークという言葉をご存知ですか。

デフォルト・モード・ネットワークとは、意識していない時に脳が働く基礎活動のことです。なぜ、一貫性をもった子育てが大事なのかというと、脳のデフォルト・モード・ネットワークを変えるためです。一貫性をもった子育てをしていると、急に変化が現れます。口呼吸から鼻の呼吸への移行も徐々に変わるのではありません。ある日突然、鼻呼吸になるのです。

口で息を吸うということを身体が認識しているというのは、そのネットワークができあがっているとイメージしてください。そのネットワークに対して、鼻呼吸をするというひとつの方向性をもってトレーニングをしていくと、おおむね3か月くらい経ったときに鼻呼吸のネットワークができあがるのです。そうすると、一気に口呼吸がなくなって、鼻呼吸ができちゃうんです。

switch 32

子どもをグングン伸ばす
言葉のマジック！

アイデンティティを
具体的に5つ決めよう！

子どものアイデンティティ（プラスのイメージの性格・人格・方向性、名前をつけたときに込めた想いなど）を５つ決めて、応援の言葉にしよう！

遺伝ではなく、個性でもなく、育て方次第で成長は変わります。たとえば「あなたは最後までやり遂げる子」なんだよ。

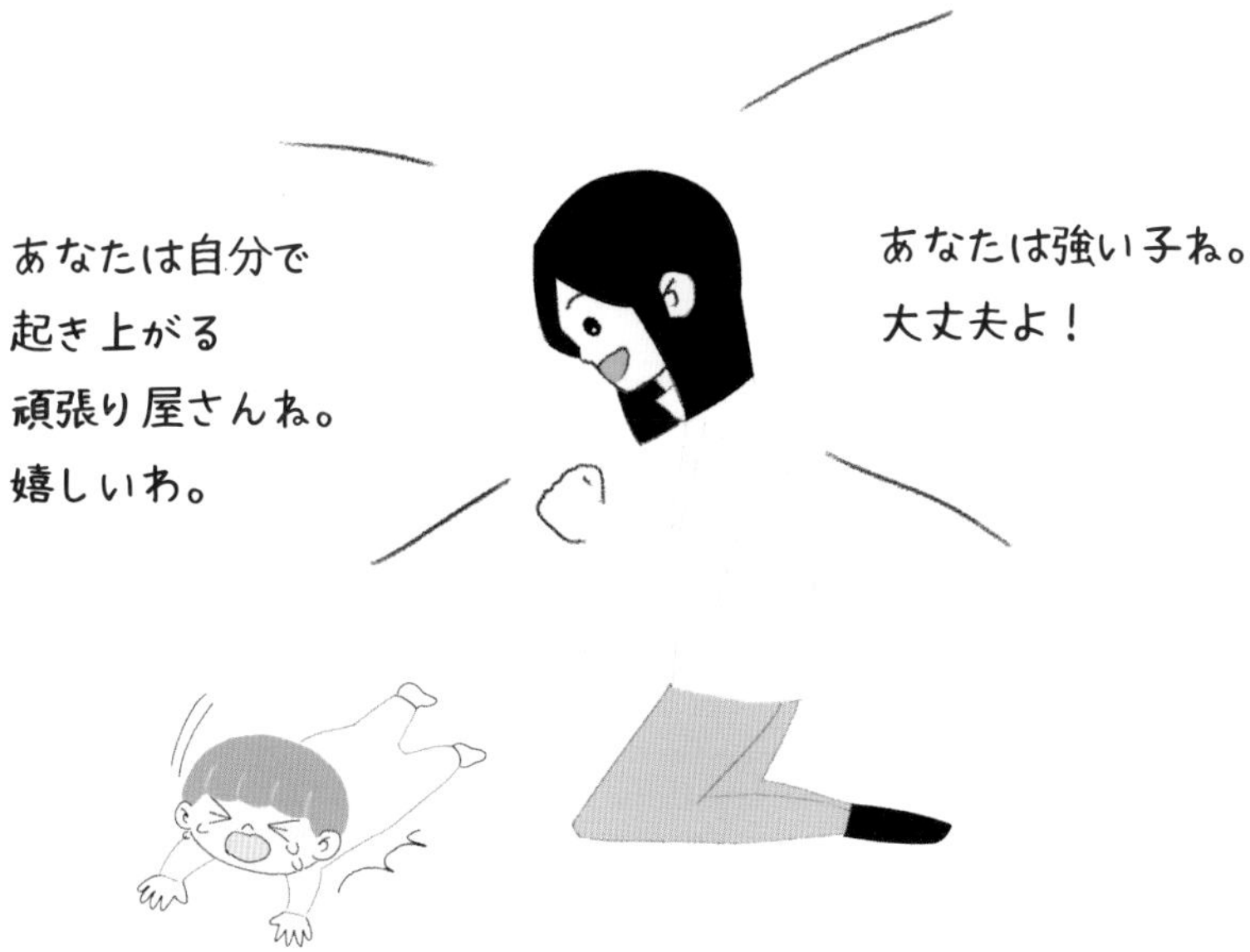
あなたは自分で
起き上がる
頑張り屋さんね。
嬉しいわ。
あなたは強い子ね。
大丈夫よ！

泣くということをどのように扱うかが、親子の最初の駆け引きです。子育ては全て、子どもの身体とアイデンティティを育てるためにあります。2 歳くらいになると、親たちは子どもに振り回されますが、その原因は親が子どものアイデンティティを悪いように決めてしまったことにあります。「この子は○○ができないんです」とつい言っていませんか？

言葉が出始める頃から、記憶と言葉が連動し始めます。たとえば、「できない」「ヤダ」などの否定語を発して泣くと、親が抱っこしてくれた、泣いたら欲しいものを買ってくれた、このような記憶により、泣けば要求が受け入れられる、泣けばなだめてくれると認識するようになります。できなかったり、嫌だと言うと、やらなくてよくなるだけでなく報酬まで与えられると勘違いするのです。この言葉と行動の連動が、泣いたら親がかまってくれるという習慣をつくり上げてしまうのです。

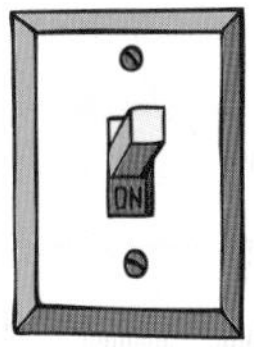

2章

赤ちゃんの成長88の秘訣！

月齢で成長させる秘訣！

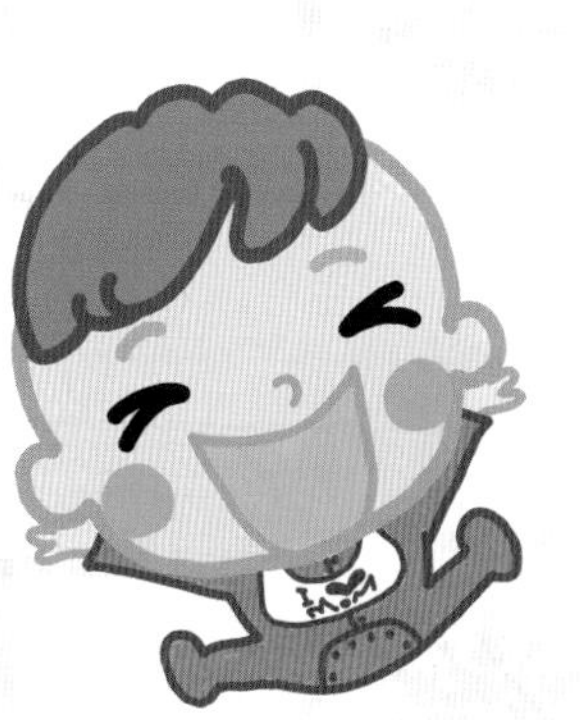

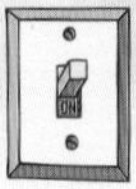

switch
33

子育ての知識を獲得！

鼻呼吸、嚥下の獲得に繋がる姿勢や口歯磨きを知っちゃおう

成長黄金期に生きる基本をつければ
健やかに育ちます

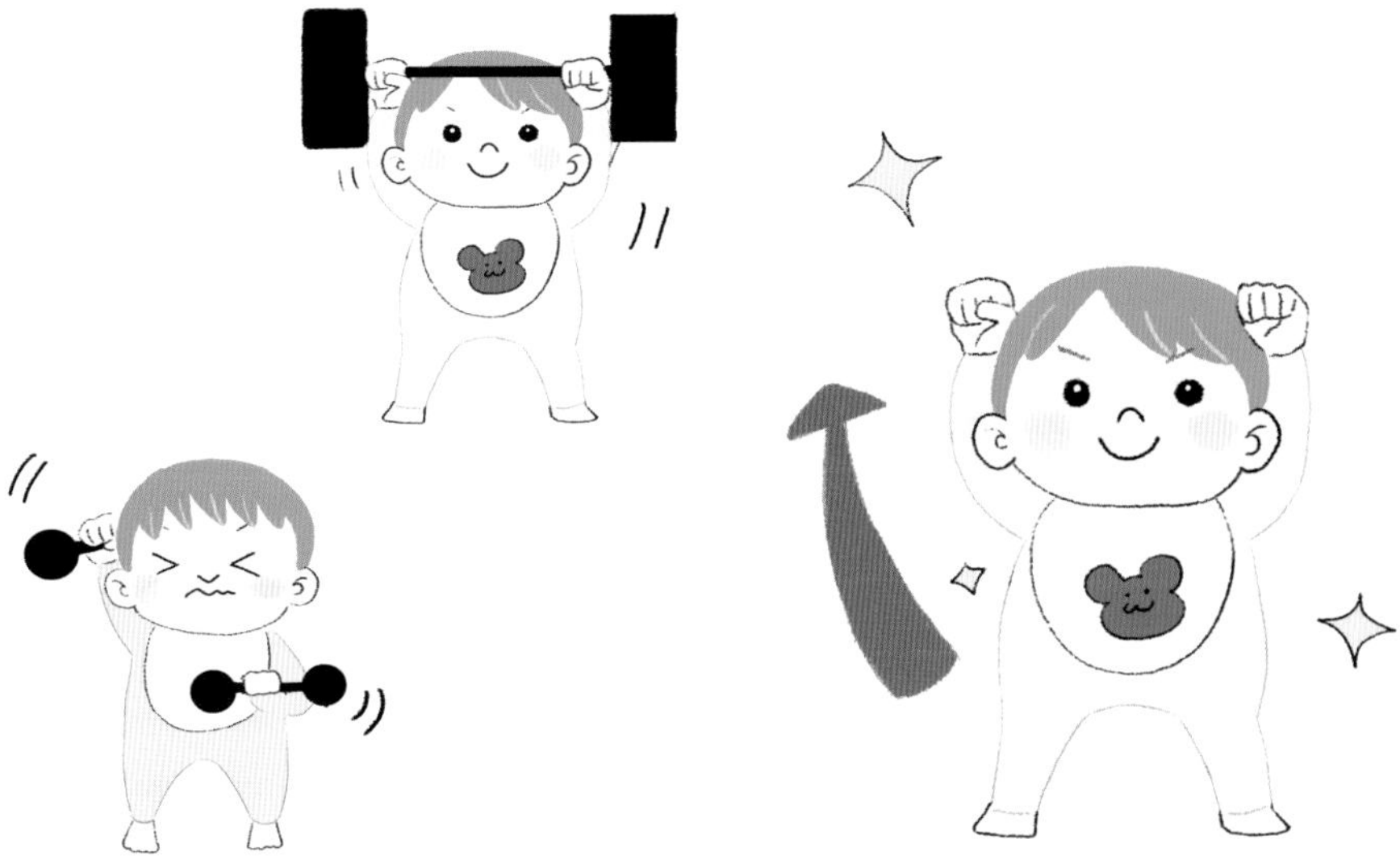

社会が変わり、便利になったことで、私たちの身体の機能も変化してきています。本来、生まれた瞬間から、「呼吸する」「声を出す」など、人としての成長は始まるのですが、その自然な成長すらも、正しく成長できなくなってきているという現状があります。たとえば、都会のマンションに住んでいると、隣近所に迷惑になるから…近所の人に虐待と思われて通報されたら大変だから…と、赤ちゃんに大きな澄んだ声で泣かせてあげるということをせず、正しい機能の発達を止めてしまっています。この「泣かせない」ということは、とても不自然なことなのです。赤ちゃんは、日々、１日単位よりも、もっと早いスピードで成長しています。ですから、０～３歳くらいの子どもにとって、たった１時間のトレーニングは、大人の１年分に相当するくらい、すごいことです。これは、成長の黄金期と言えるのではないでしょうか。

お父さん、お母さんには、この時期に少し工夫と努力をして、我が子に生きる基本をつけさせてあげてほしいのです。子どもの成長について想いをもち、見守りながら、子どもと一緒にお父さん、お母さんも元気に成長していってほしいと思います。

switch 34

0～3か月

おっぱいは深飲みさせよう！

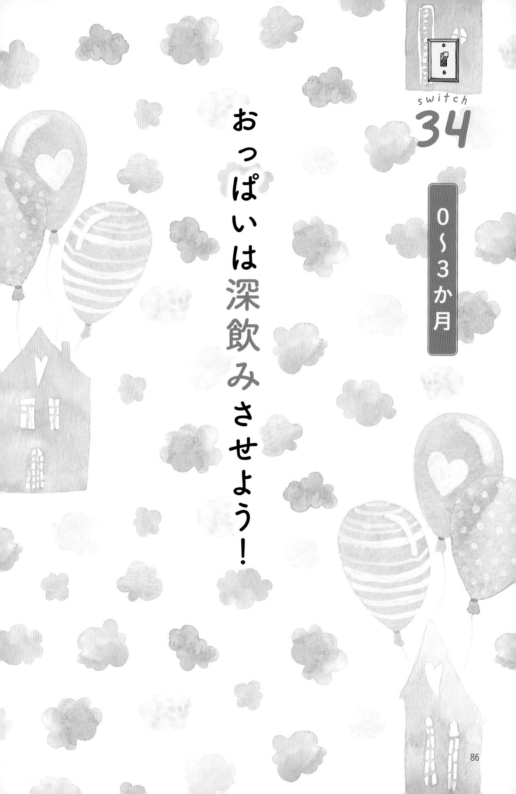

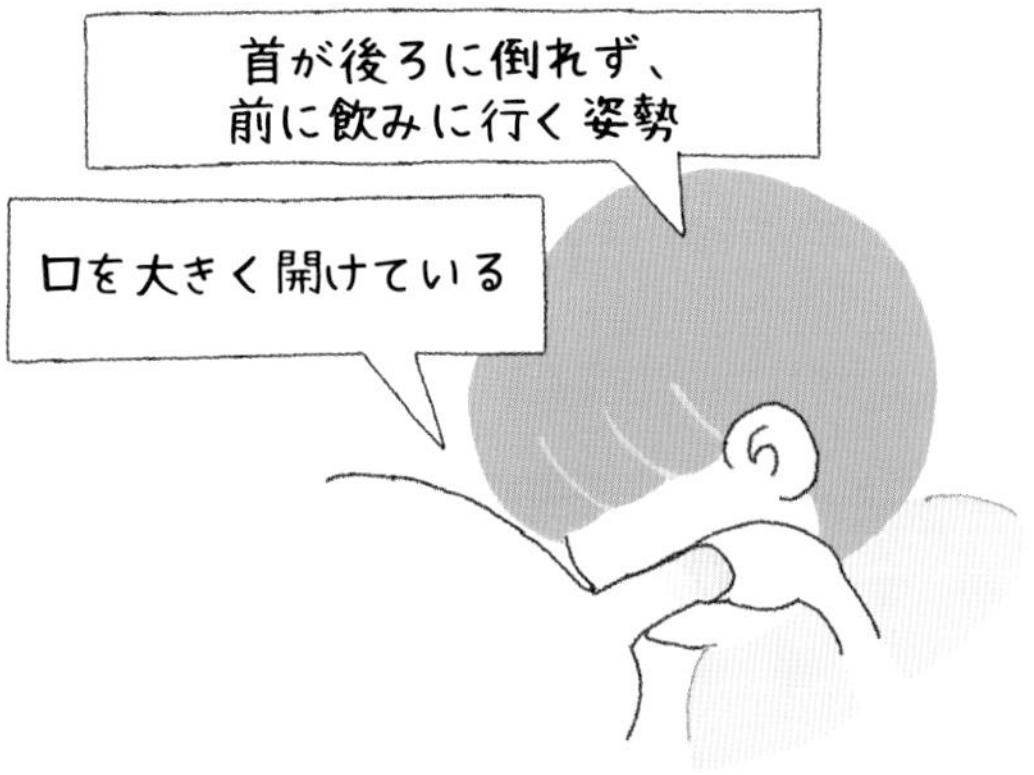
首が後ろに倒れず、
前に飲みに行く姿勢
口を大きく開けている

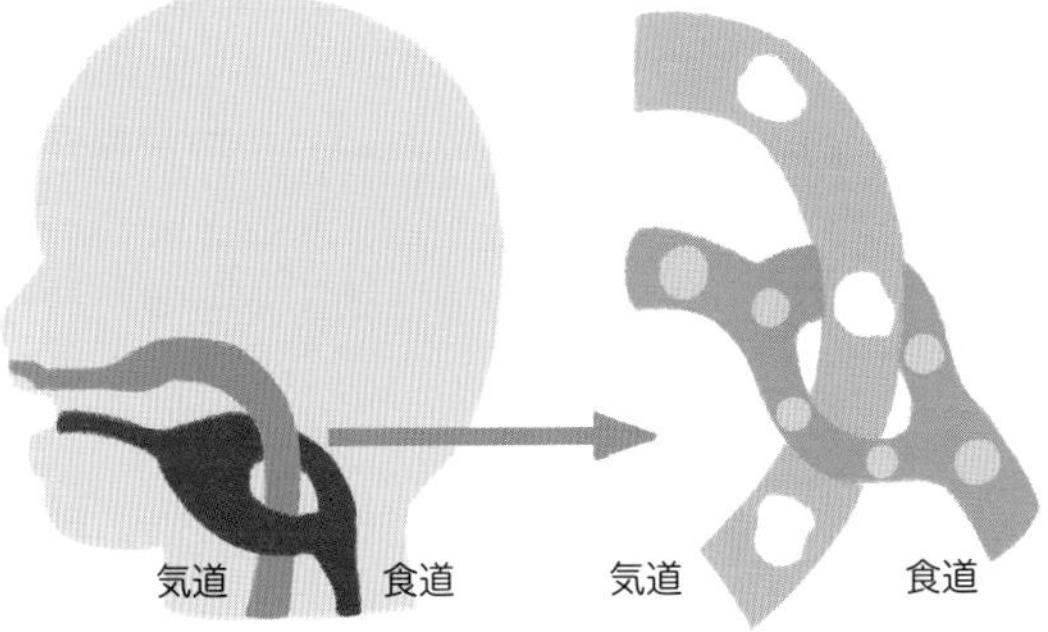
気道
食道
気道
食道

2か月半くらいまでの喉の状態は、おっぱいを飲みながら鼻で呼吸ができます。食道に空気が入らないようにしよう！

おっぱいを深飲みさせることは、**鼻呼吸**をすることに繋がり、**口のボリューム**も広がります。この時期は気道と食道が分かれている動物呼吸の状態なので、口を**完全に塞いで**おっぱいを飲ませることが大切です。

授乳クッションなしの正しい姿勢で深飲みができるか確認しよう！

switch 35

0～3か月

正しい抱っこはおなかが凹む

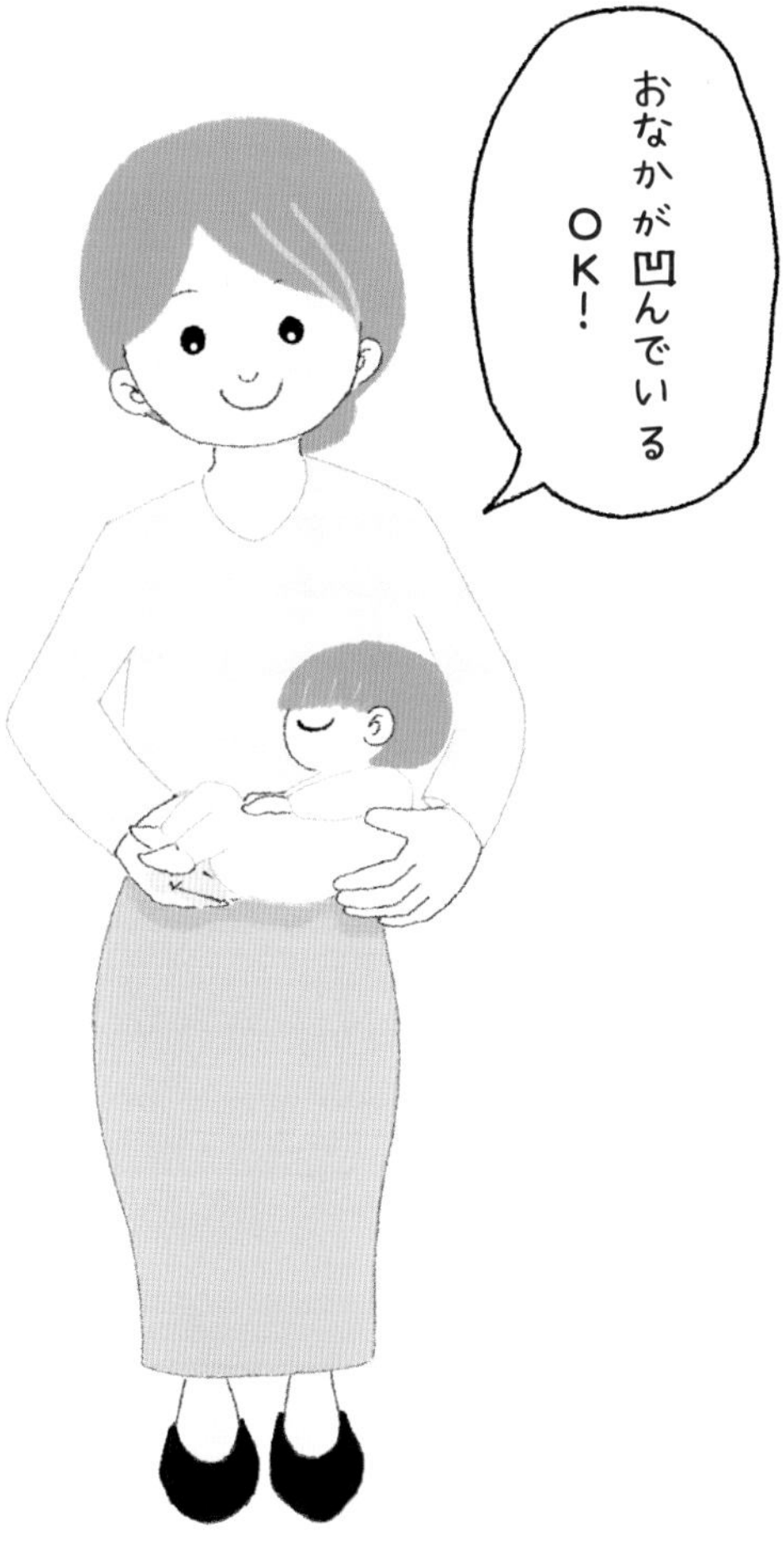

抱っこするなら、横向きでおなかが**自然と凹んでCカーブ**になるようにしよう！

骨がくっつきはじめる時期だから、抱きすぎず、たくさん触って動かしてあげて。

switch 36

0～3か月

離乳食に向けて
自分で食べるトレーニングを！

「食べる」機能を育てましょう。まずは手で持って口に持って行く動作のトレーニングです。0か月から口を大きく開けさせ**前歯が生えてくる前の歯ぐきでスリスリ**させましょう。

食べ物ではなく赤ちゃん用のおもちゃ（口に入れても大丈夫な製品）でOK。
口に入りきらないほど**大きいもの**が良いですよ。
顎が最も発育する時期！
たくさんトレーニングしよう！

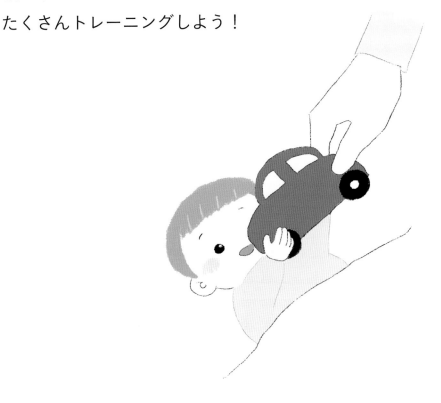

switch

37

0～3か月

頭の方から声をかけて目線があがるようにしよう！

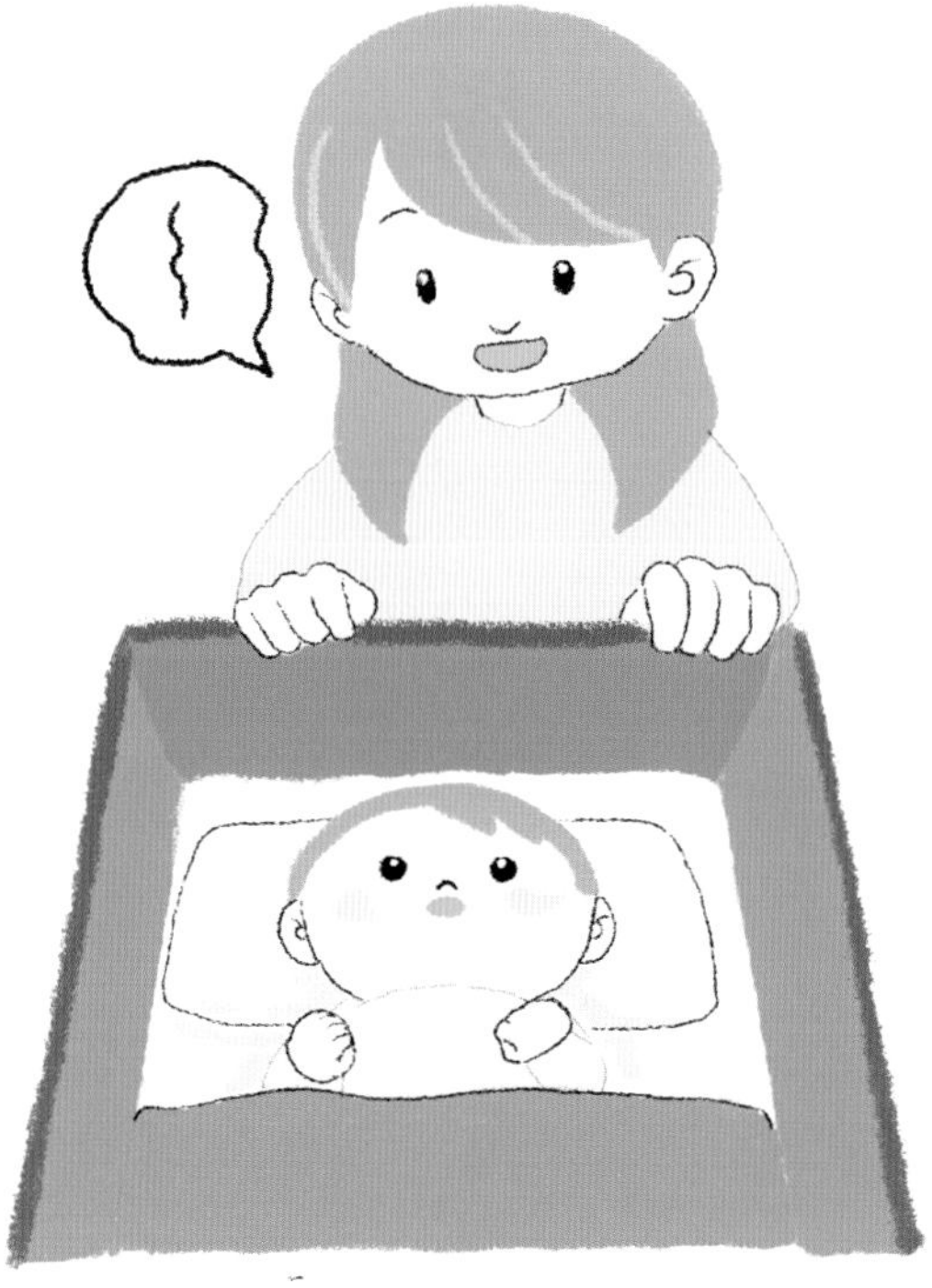

目線があがってくると、自然に**舌が上顎の方に上がり**、鼻呼吸を行えるようになります。また同時に、**視野を広げる**ことにもなります。

目・鼻・口→耳と発達していくので、まずは視野を広げる、目を発達させることから！

赤ちゃんは黒くて丸いものを追います。たとえば、カメラの丸いレンズで視線があがっていることを確認してもいいと思います。

目の発達が将来の歯並びにも影響します。

switch 38

0〜3か月

指で口の中を触ってあげよう！

舌回しで唾液を分泌させて
口のケアと食べる練習！

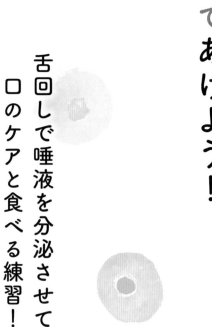

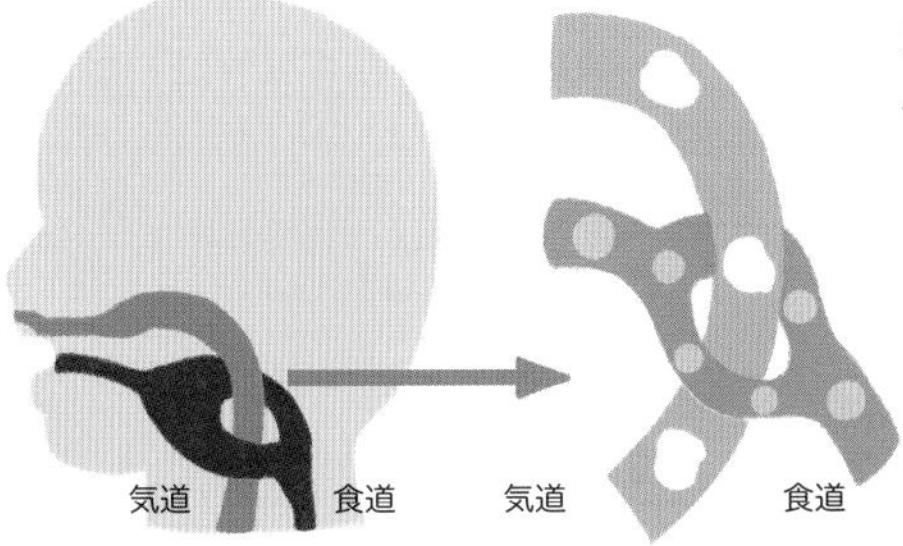
気道
食道
気道
食道

2か月半くらいまでの
食道と気道（喉）の状態

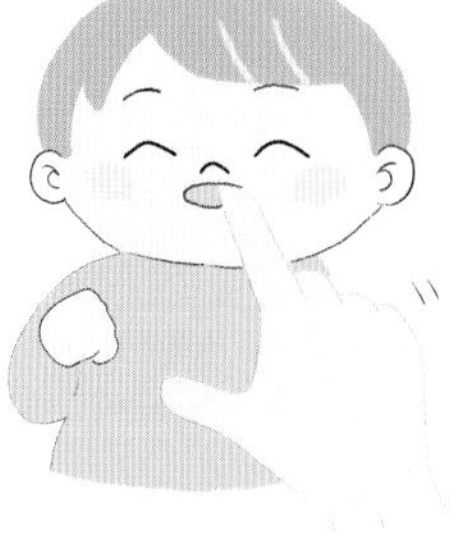

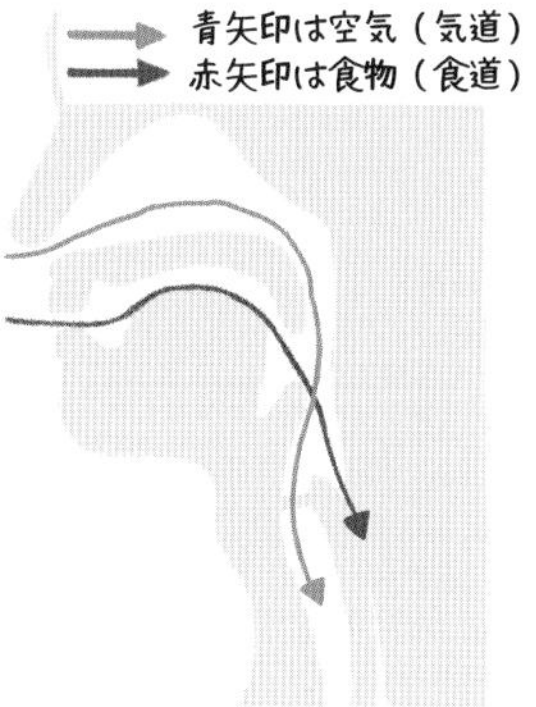
青矢印は空気（気道）
赤矢印は食物（食道）

成人嚥下は、
舌の働きで食道と気道を一瞬にして分けます。
鼻呼吸を獲得していないと、この動きがにぶり、
誤嚥に繋がります。

指（使い捨てのビニール手袋をしたもの）を噛み、舌を絡めてきて鼻呼吸を始めるよ。舌回しで唾液が分泌されるから、おっぱいを飲んだ後の口のケアにもなるよ。爪には十分気をつけて。

刺激を受けて出る唾液の作用には、口に入った食べ物の**発がん性物質をおさえる**働きがあります。噛んで唾液と混ぜて食べることによって、消化も助けますし、喉がしっかりできることで**免疫力をあげる**ことにも繋がります。

switch

39

0〜3か月

四肢を動かして感覚の獲得！

後々の体幹を鍛えることになるよ

四肢の発達によって、「食べる」の獲得になります。
「食べる」というのは、五感（触感も含めて）を発達させることでもあります。

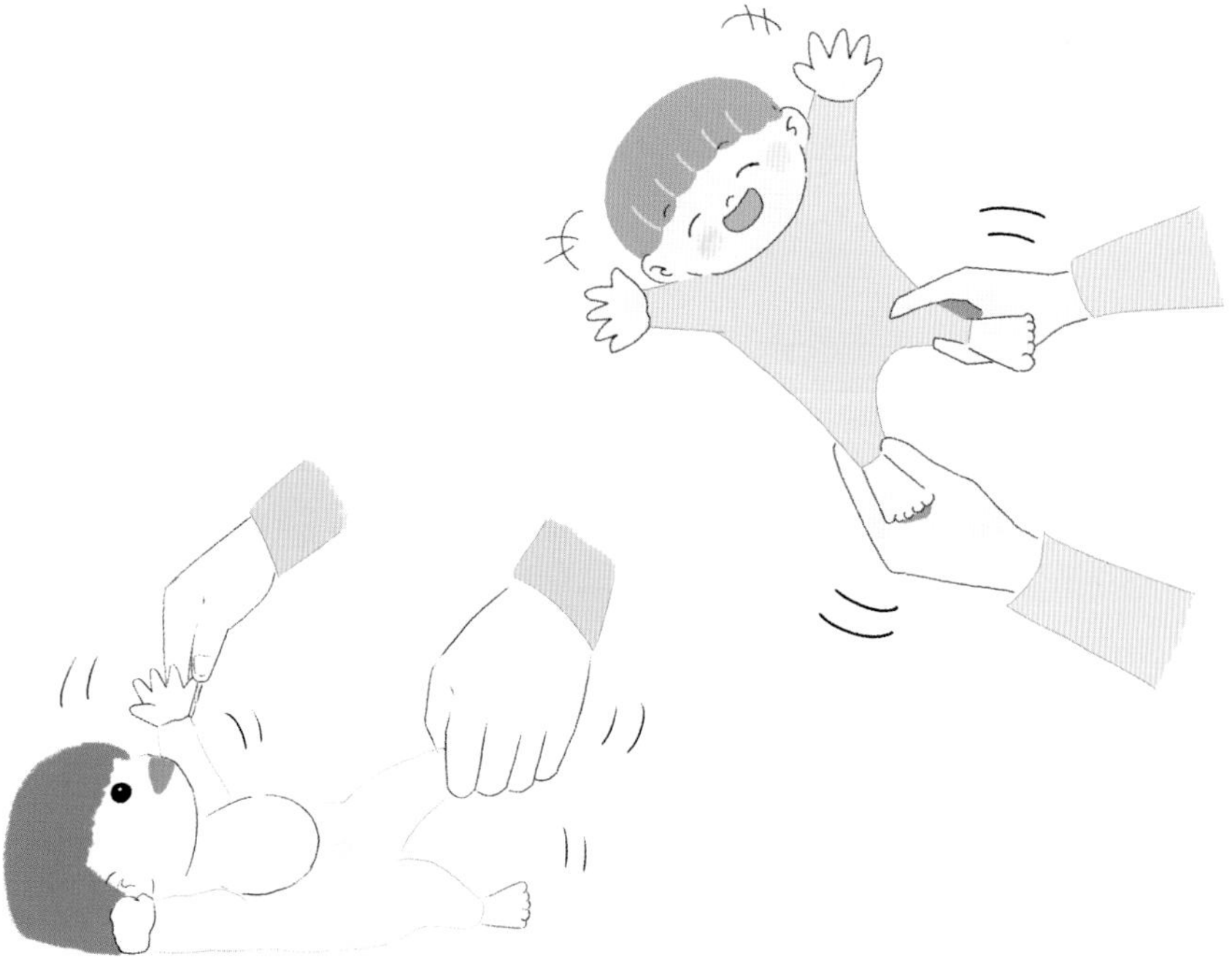

手足のすこやか運動で感覚を育てましょう。全身（特におなか、背中、足）に触れたり、くすぐって笑わせたり、**スキンシップ**をはかって全身にある**原始反射を統合**させてあげよう。

2か月半までは運動野（動物脳）が発達する＝原始反射が統合されるので、身体を動かしてあげましょう。この原始反射の統合は、**手で捕りに行って「食べる」**という行為の獲得にも繋がります。

switch 40

0～3か月

首がすわったら うつ伏せにして ハイハイの練習！

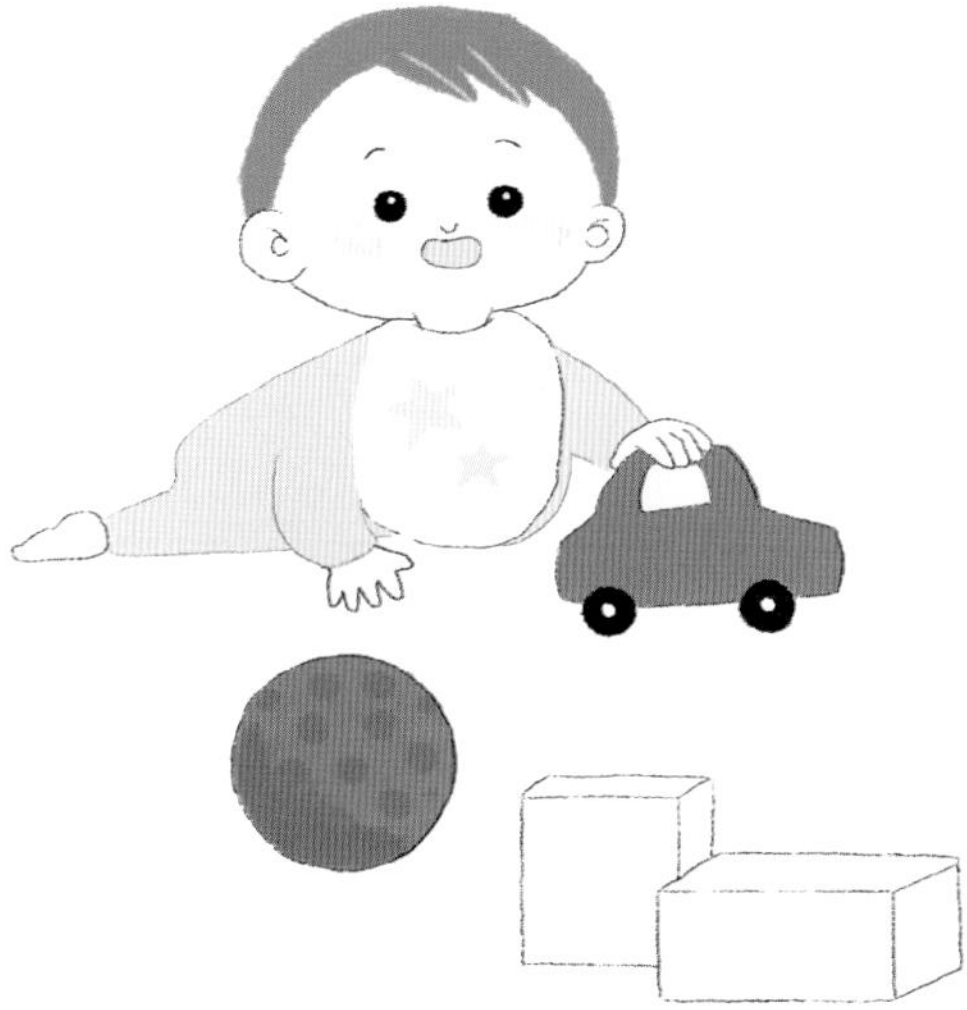

首がすわったらずりばいの練習をさせましょう。

最初は5秒くらいでOK。

ずりばいによって手をしっかり使う練習を行うと、手指がトレーニングされ、様々な大きさ・形のものを持てるようになります。前傾姿勢もとれるようになるので、手で物をつかみにいくこともできます。

何でも手に持った物を口に入れることは、実は、自分で捕りに行って「食べる」という行動を獲得する大事なトレーニング！　持ったものを**目の方に持っていく**から気を付けて。ちなみに、足の指で綿棒が挟めるようになりますよ。

楽しく成長・発達しちゃおう！

switch 41

3～6か月

大きく口を開いて噛み付くように飲ませよう！

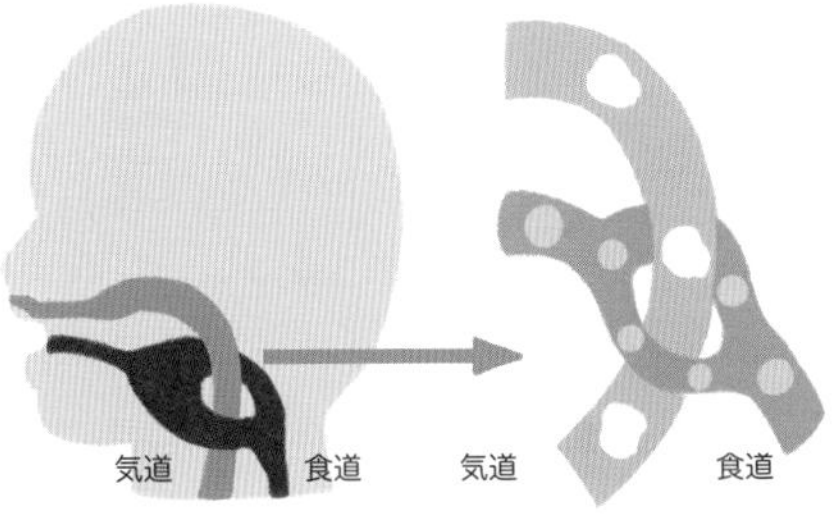
気道
食道
気道
食道

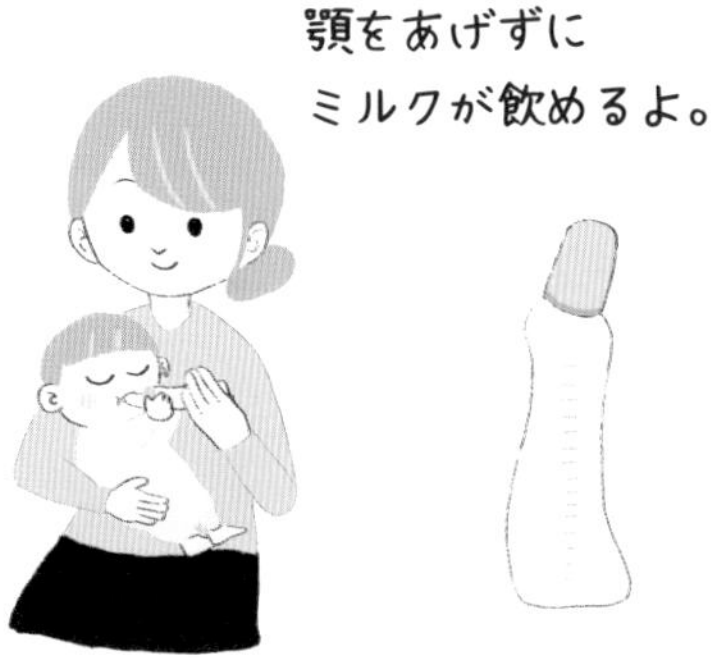
顎をあげずに
ミルクが飲めるよ。

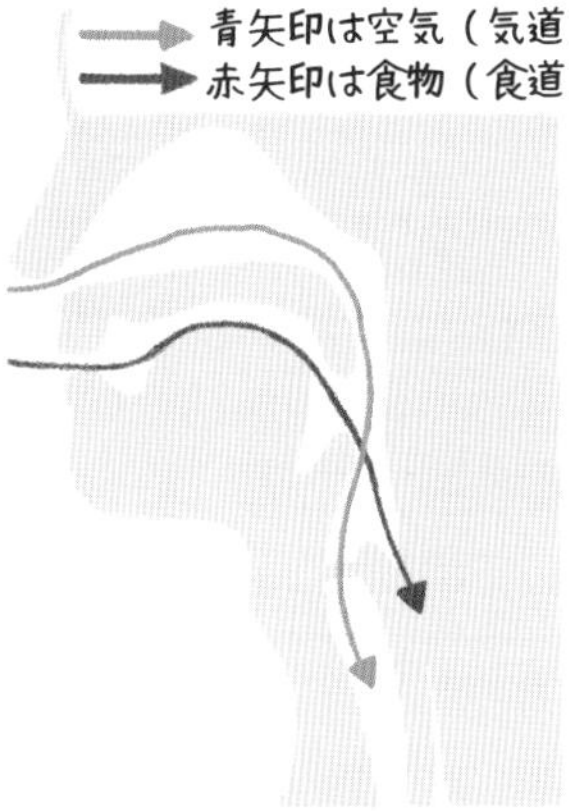
青矢印は空気（気道）
赤矢印は食物（食道）

今まで食道と気道に繋がる部分が分かれていたのが、くっつきます。成人嚥下は、舌の働きで食道と気道を一瞬にして分けます。鼻呼吸を獲得していないと、この動きがにぶり、誤嚥に繋がります。

3か月を過ぎると**気道が変わってくる**ので、横抱きのままでは飲み込みがしづらくなってきます。

ミルクの場合だとL字型の哺乳瓶のような、**顎を引いた状態**（気道を確保した状態）で飲めるようにできているものもオススメしています。

L字型の哺乳瓶を使う場合も、まずは下唇に触れさせて、赤ちゃんが**自分から飲みにくる**のを待ちましょう。

switch 42

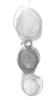

3〜6か月

首がすわってきたら徐々に縦抱きにして抱く時間を短くしよう！

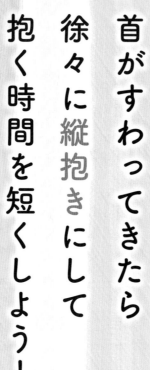

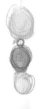

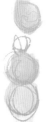

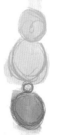

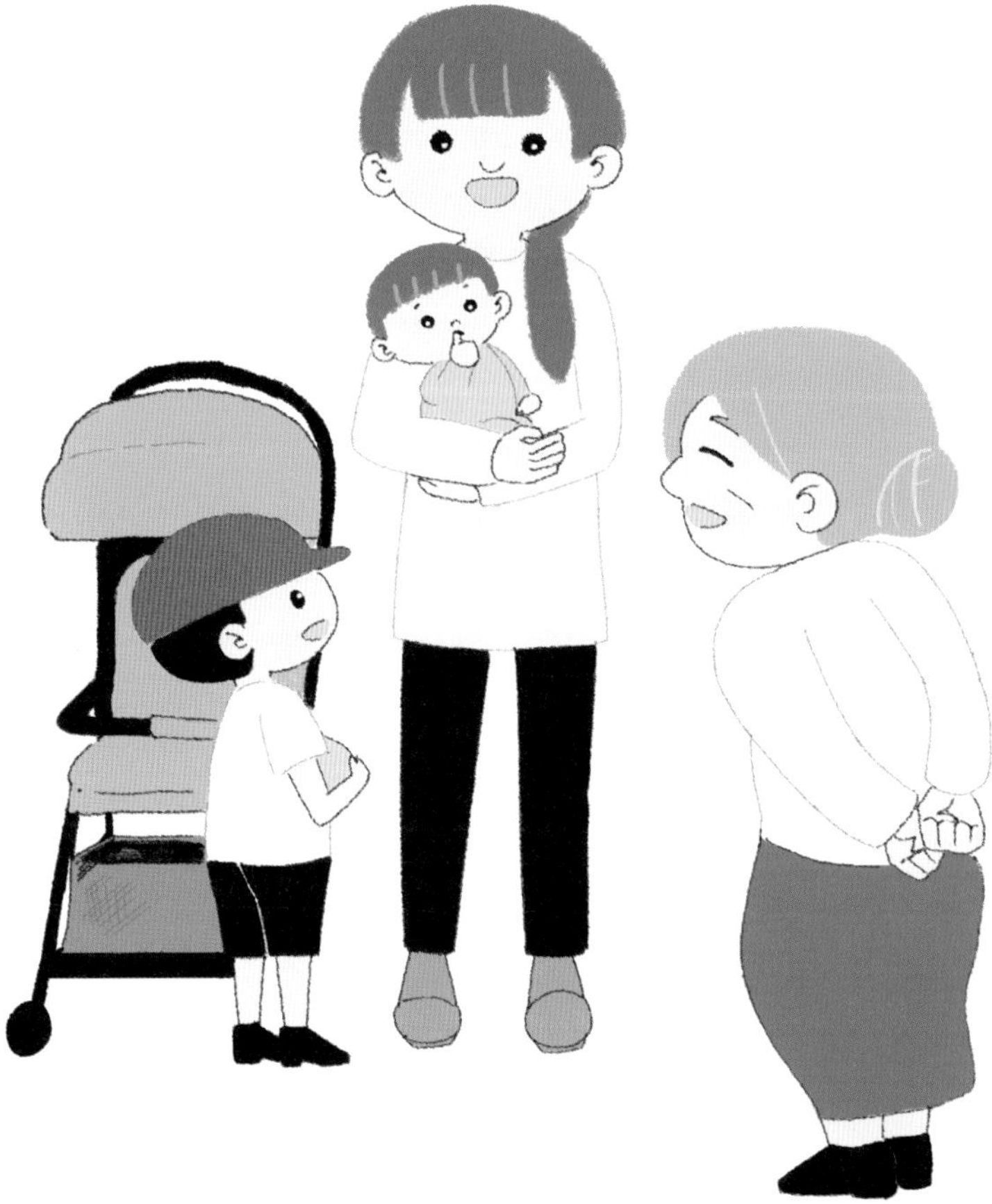

抱っこヒモは 15 分までにしよう。

骨の成長のために、抱き過ぎないで。

前向きに抱っこして、人や建物、車など、**「自宅以外の世界」**を赤ちゃんに見せていきましょう。

switch 43

3～6か月

お尻を上げて前傾姿勢をとろう！

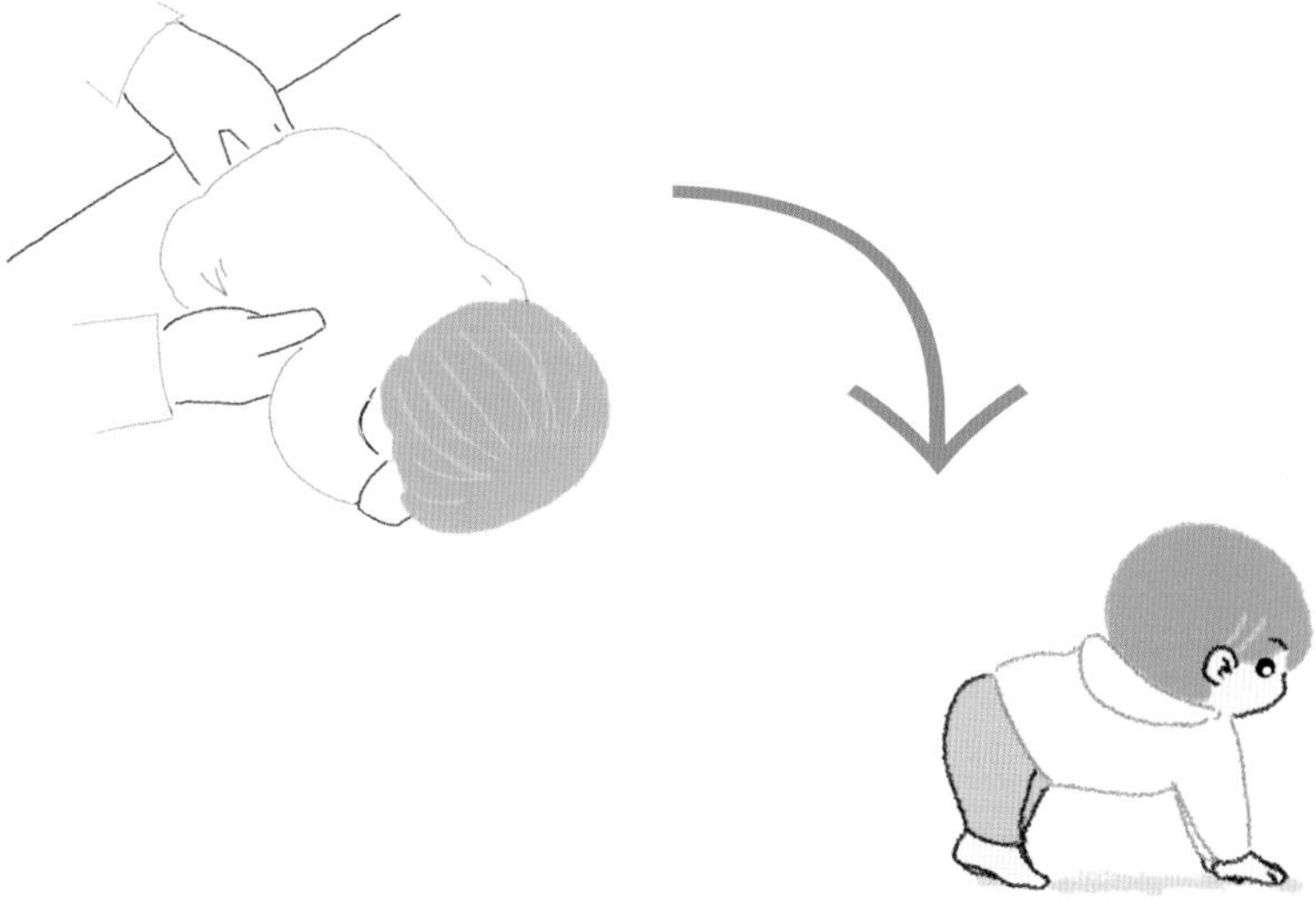

３か月までの赤ちゃんと、３か月過ぎの赤ちゃんは気道と食道が変わります（p99参照）。

頸椎カーブが成長して**首がすわり**、**寝返り**を打ったり、**ひとり座り**ができるようになります。まだ骨盤を立てられない時期だから、**ぐにゃっと曲がる姿勢**になりがち。ひとり座りには気を付けて。

おむつの上からお尻に触れると、お尻がきゅっと締まり、**股関節の開き過ぎ**や**感覚障害**も防げます！

switch 44

3～6か月

自分で捕りに行って「食べる」という行動の獲得方法を知ろう！

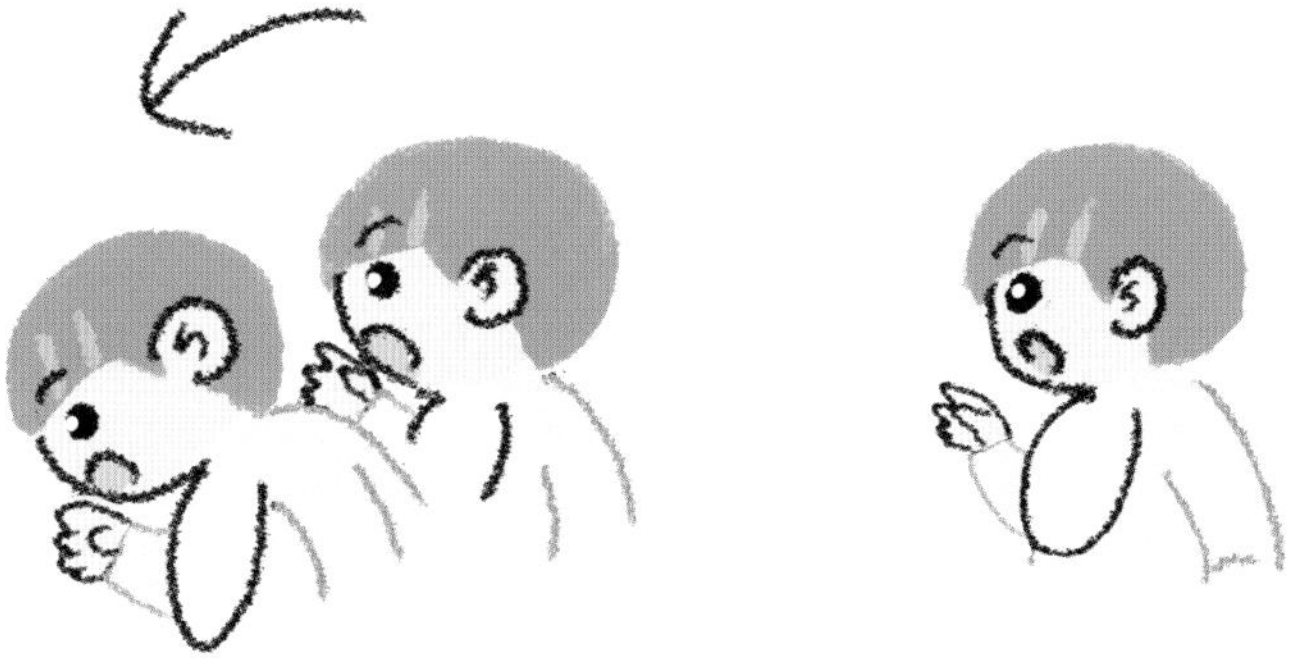

奥歯の乳歯が生える前でも、しっかりと噛み唾液と混ぜて胃に流し込むという消化のメカニズムをつくることはできます。しかし、軟らかく繊維質に欠けるご飯・おかゆなどを与えると、噛んで唾液と混ぜるということをしないまま飲み込み、糖化を早期に起こすため、アレルギー体質になりやすいです。アレルギーを起こさないようにするには、米などのでんぷんではなく、水を多く含む繊維質の野菜を与えたり、植物性のタンパク質である豆腐を指でつぶして与えたりすると良いです。この様なしっかりとした知識と行動が大事です。

離乳食というのは、飲み物で過ごす時期から食べるという姿勢に育てるための時期であり、食べ物を目で認識し、口を大きく開けるという順番で食べに来させること。与えるのではなく、捕りに行って、手でつかんで食べて、噛んで飲み込むという基本的な姿勢をつくり上げることが大切です。

成長に合わせて姿勢は変わりますが、大人はその成長の結果を目の前で見せてお手本を示し、人生の教育者になることが離乳食に対しての大事な考え方なのです。

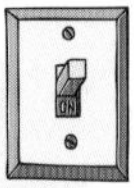

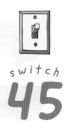

switch 45

3～6か月

前歯が生える前から食べるトレーニング！

自分で食べることは生きること！

ブロッコリーなど口に入りきらないほど大きいものを
前歯が生える前の歯茎でスリスリさせよう。

食べる姿勢

捕食【身体を前に倒し、自ら食べに行くこと】としては、3～6か月くらいまでは、人参、セロリなどの大きな食べ物を食べるというよりは、手で取って口に運ぶというトレーニングをします。

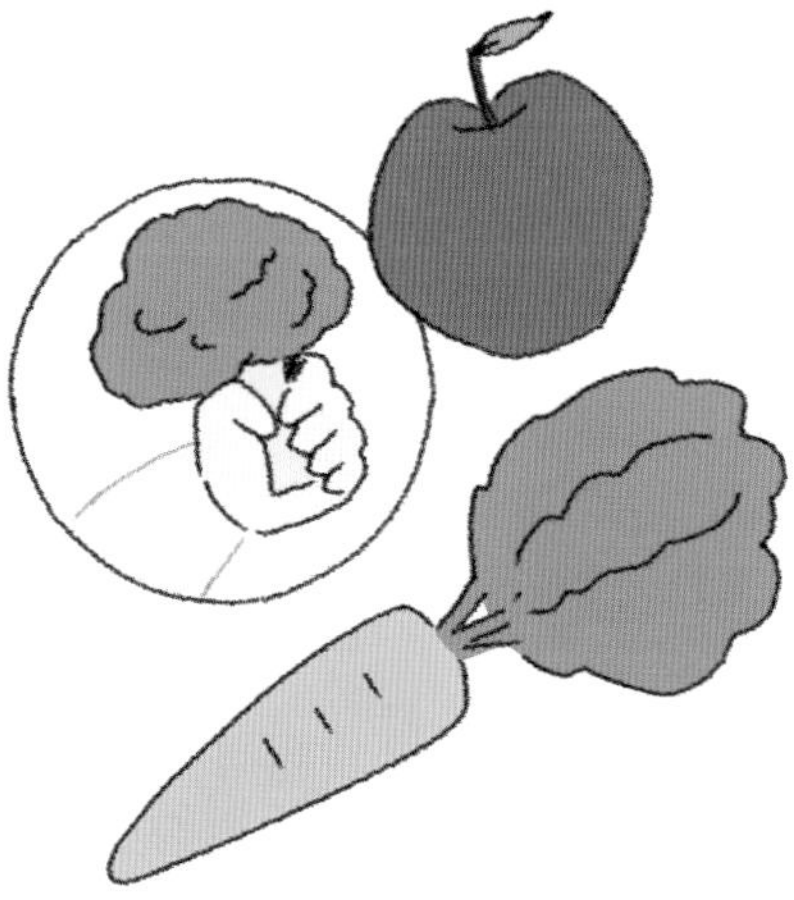

手に持たせるときは、
口に持っていく部分を短くしてね。
まだ口に持っていこうとして、
目に持って行ってしまうこともあるよ。

人間は二本足で立ち、声を出してコミュニケーションを図り、知識で身を守る哺乳類です。哺乳類は、歯が生えたら、おっぱいから自立します。生きるために必要な量と質を食べるのが哺乳類の特徴です。食べ過ぎると、消化、吸収、排泄がうまくできないことが遺伝子に焼き付いており、成長に必要な量だけを摂取するようになっているのです。

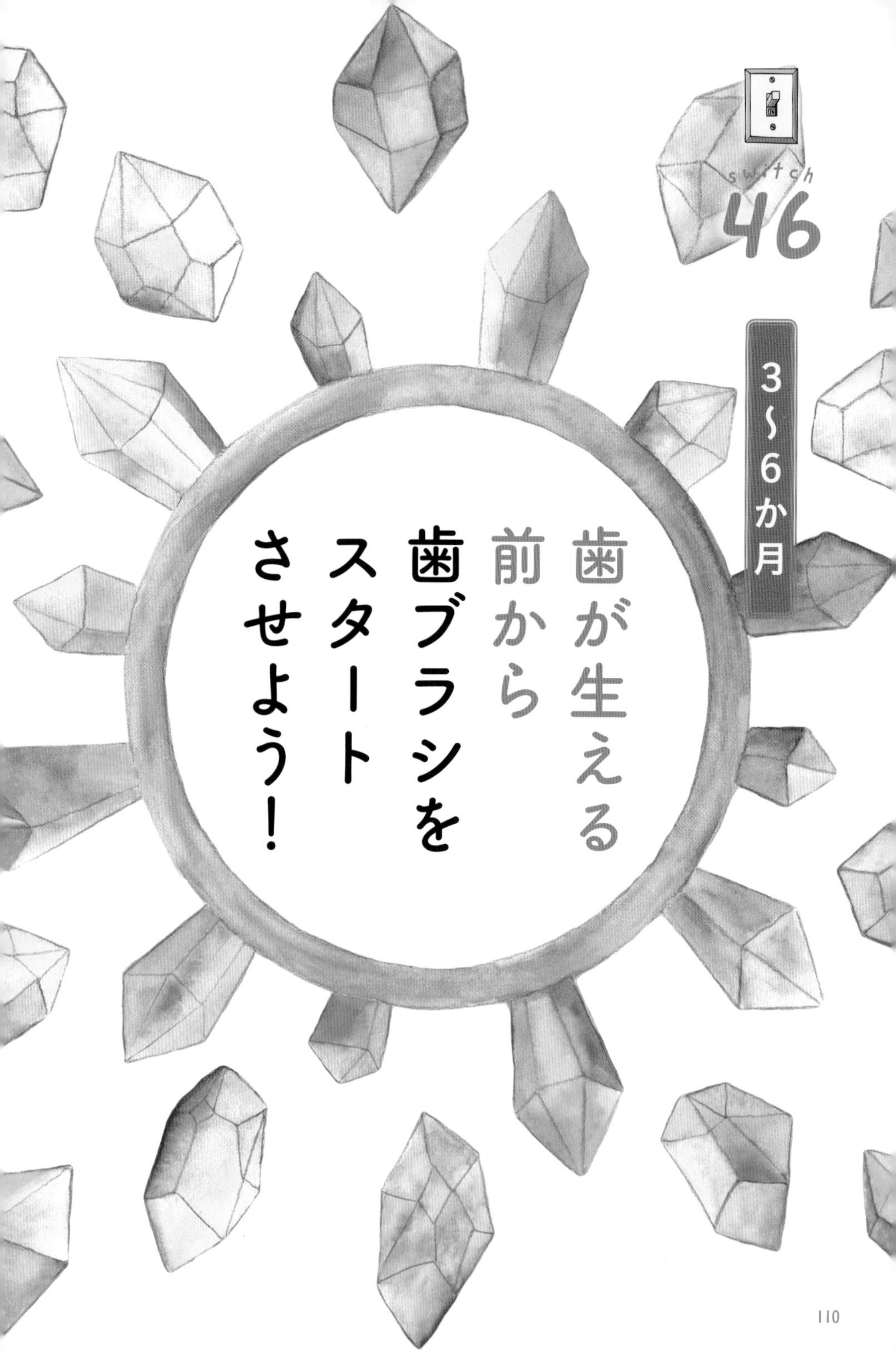

switch 46

3〜6か月

歯が生える前から歯ブラシをスタートさせよう！

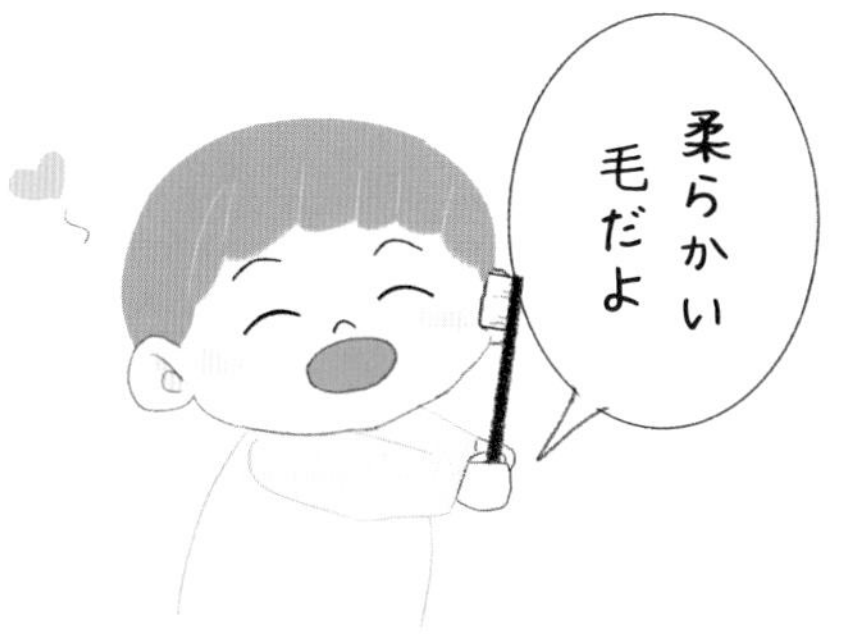

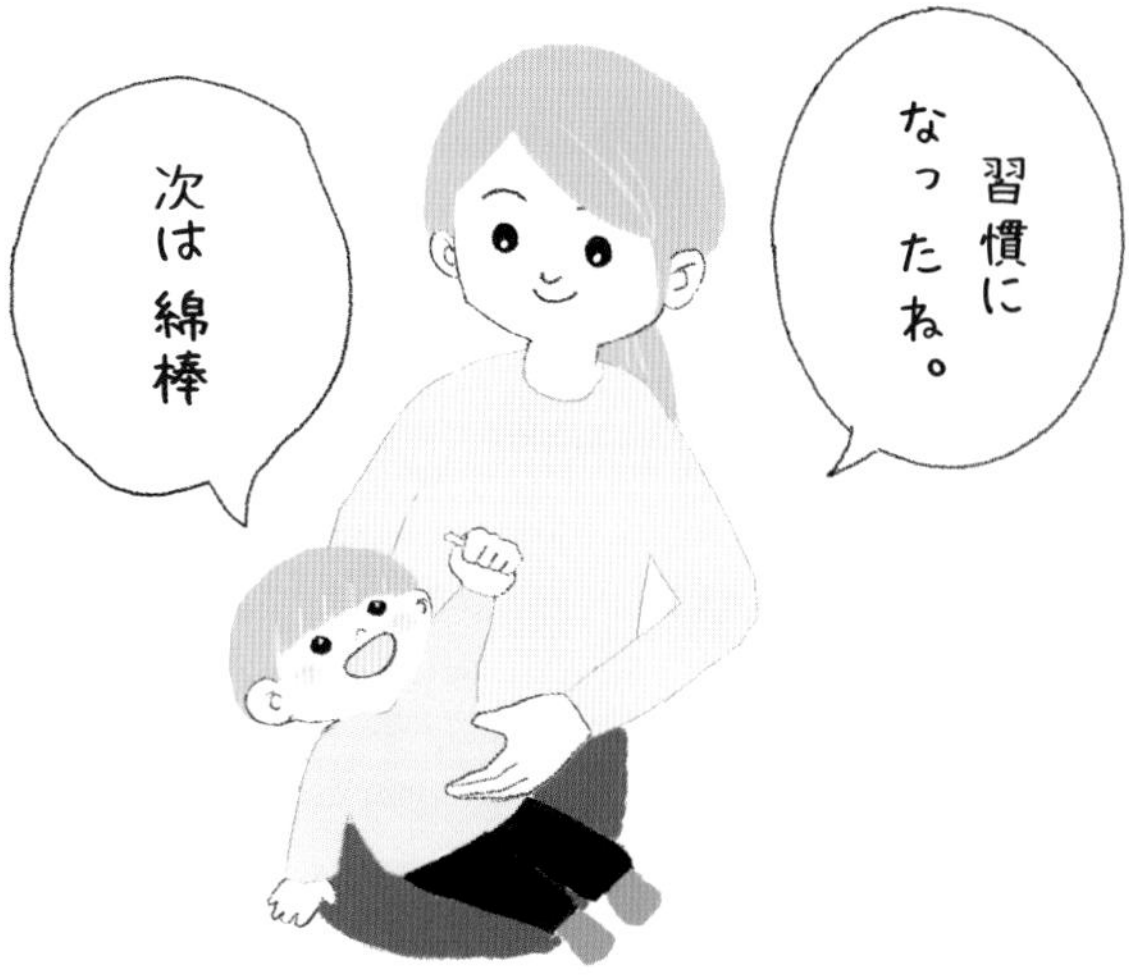

歯がないこの時期から**歯ブラシで口の中を触れてあげて。**

使い捨てのビニール手袋をした指でのマッサージも継続して、唾液を回そう！　使う歯ブラシは、繊細な口の中を傷つけないように、**毛が柔らかいもの**にしてね。歯ブラシの役割は口の中の刺激です。

歯の汚れをとるには、綿棒がいいですよ。

switch 47

3～6か月

前向き抱っこで色々なものを見せてマネさせてあげよう！

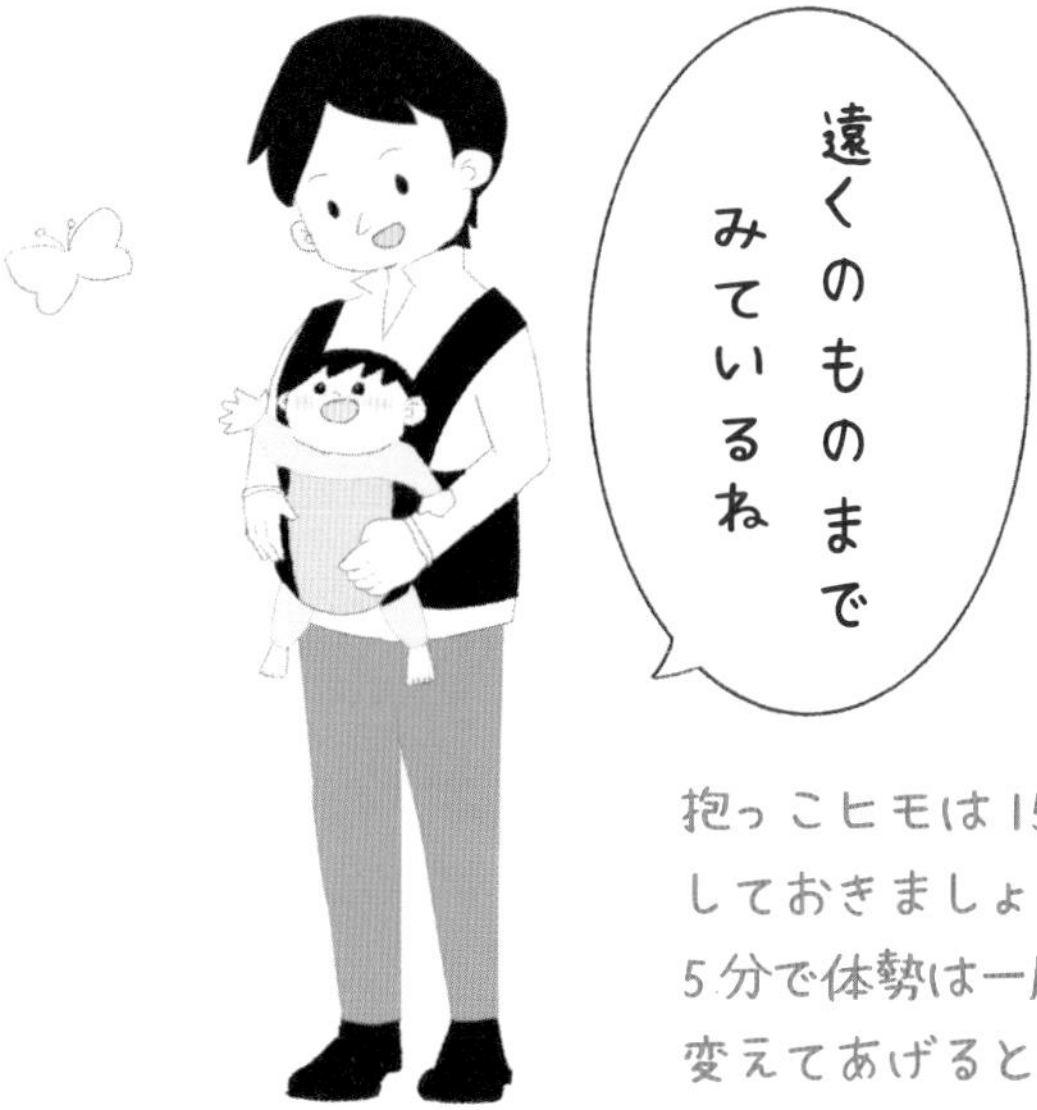

抱っこヒモは15分くらいにしておきましょう。
5分で体勢は一度、
変えてあげるといいですよ。

３～８か月は、**視野が広がり、目でマネる**ことができる時期です。前向き抱っこで子どもに、**広い世界**を見せて、目で見てマネをたくさんさせてあげよう。

人間は220度くらいの視野をもてるので、近くだけを見せないようにしよう！　内向き抱っこは、**視野を狭めて**、**斜視に**なっちゃうこともあるよ！

視野に入らない場所は、人間にとって**「怖い」**と感じます。視野が狭いということは、怖いこと（ネガティブなもの）が多く、**臆病**になってしまいます。ちなみに**視野が狭く**なっている、下を向いている状態は**鬱病**の症状です。

switch 48

3〜6か月

喃語ってどんなもの？

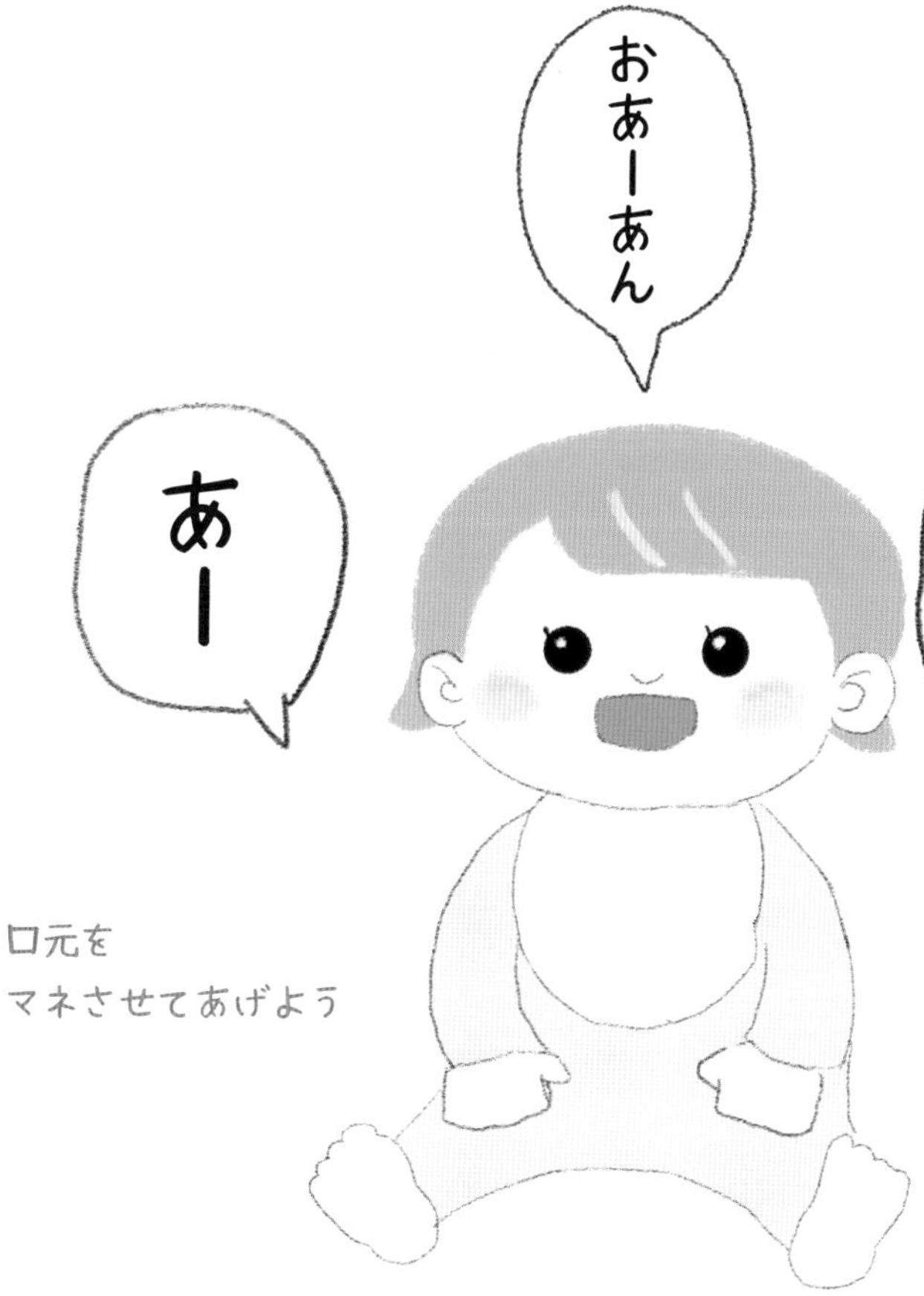
おあーあん
あー
うー
口元を
マネさせてあげよう

赤ちゃんのおしゃべりに気づいてあげよう！

喉ができている赤ちゃんは、３〜８か月くらいの間に**ほにゃほにゃした喃語**を話します。

赤ちゃんはマネが得意。たくさんお話ししましょう。音マネで「お母さん」とか「おはよう」と言っているはずだよ。

switch 49

3～6か月

原始反射は可能性の宝庫！いっぱい触って反射のチェックをしよう！

3か月から原始反射がどんどん統合し始めます。
残存していたら統合させてあげよう！

原始反射は、**脳幹 → 大脳旧皮質 → 大脳新皮質**と統合されていきます。

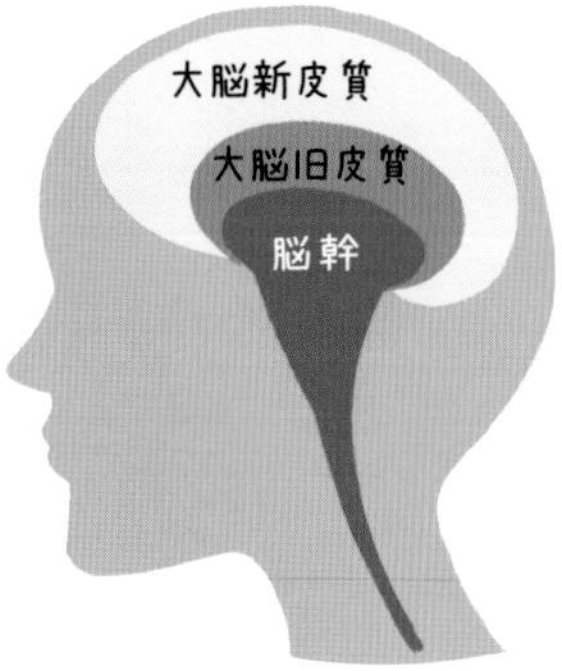

脳幹—は虫類＆魚類脳

生存のために必要な本能や五感を司る場所。
呼吸や嚥下（飲み込み）など“生きる”に直結する原始反射が統合される。

大脳旧皮質—動物脳

本能部分を司る場所。運動野があり、四肢の発達に関する原始反射が統合される。

大脳新皮質—人間脳

思考（言語・判断・認知など）人間特有のことを司る場所。
目と体の連動など複雑な原始反射が統合される。

原始反射は全て統合されるべきなのですが、２～３か月に脳幹に統合されるのは呼吸と嚥下（喉と内臓機能）という“生きる”に直結する機能です。喉が人間の喉になっているのに、乳児嚥下（口を開けたまま舌を前後に動かして飲み込む）を続けてしまうと誤嚥の原因になってしまいます。原始反射が統合されていくことによって、口の機能を自分の意志で動かせるようになるのです。しかし、原始反射が残存していると口を閉じることが難しかったり、食べ物を押し出してしまったりして、しっかり噛んで飲み込むという嚥下機能の獲得が難しくなってしまうことが多いのです。喉をつくる、喉を鍛えるということは、本当に大切なことなのです。

続いて、動物脳と言われる大脳旧皮質に四肢の発達（捕って食べに行く行動に繋がる部分）・体幹と運動機能に関わる部分の原始反射が統合されていきます。そして、大脳新皮質に原始反射が統合されることによって、認知、判断力などの動物にはできない人間特有の能力を得ていきます。

switch 50

3〜6か月

鼻呼吸で 目鼻立ちハッキリの顔に! 将来の歯並びもバッチリ!

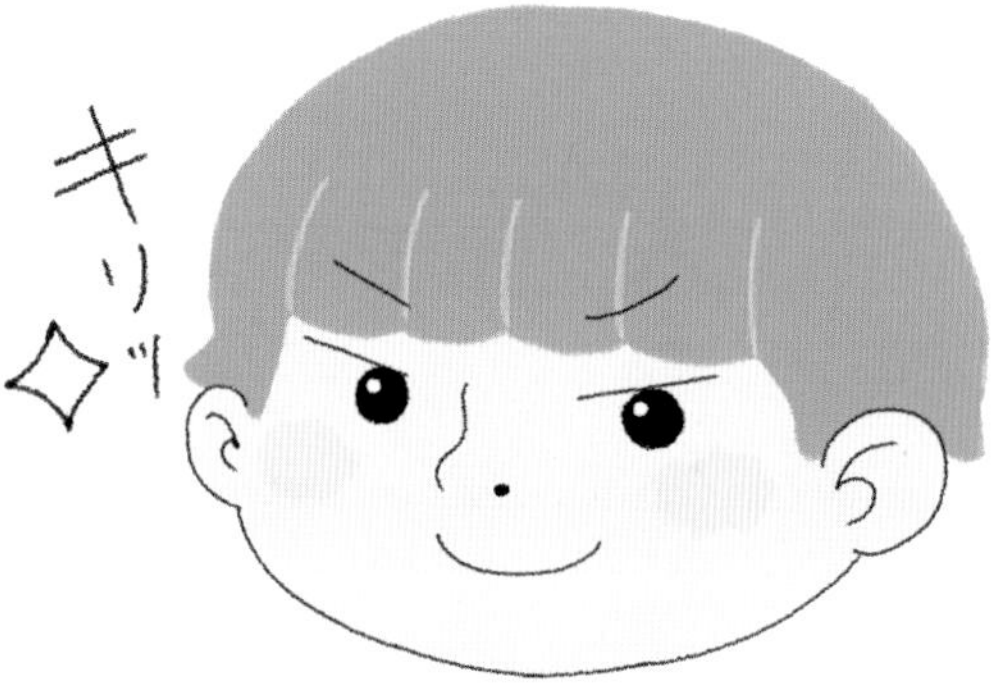

鼻呼吸ができると、**目が発達**し、原始反射も前頭前野（額）に統合され、額があがってきます。

そして**鼻の付け根が高くなり、目もしっかりと開いた、キリリと聡明な顔**になります。寝ているときに口が開いていたら、指か綿棒で下唇に触れてあげましょう！

ちなみに顔のカタチを決める歯並びについて、**上の前歯は鼻呼吸**ができているとキレイに並ぶことが反射区の関係でわかっています。**下の前歯は喉ができている**（飲み込みがしっかりできている）とキレイに並びます。そうすると、上下の前歯の真ん中があうようになります。それがキレイな歯並びをつくる大切な要素です。

これからの顔をつくっていくためにも、鼻呼吸と嚥下（喉）を獲得させるために、姿勢を変えたり、トレーニングしましょう。

switch

51

3〜6か月

いろいろな人と接して人見知りをなくそう！

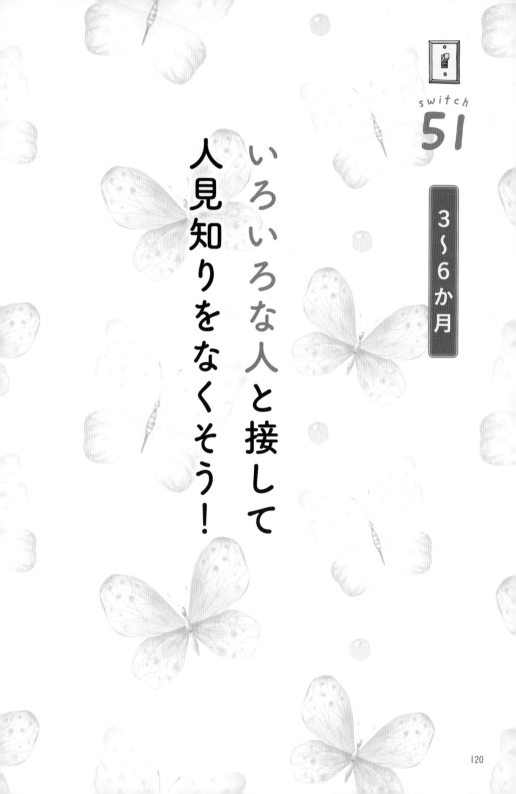

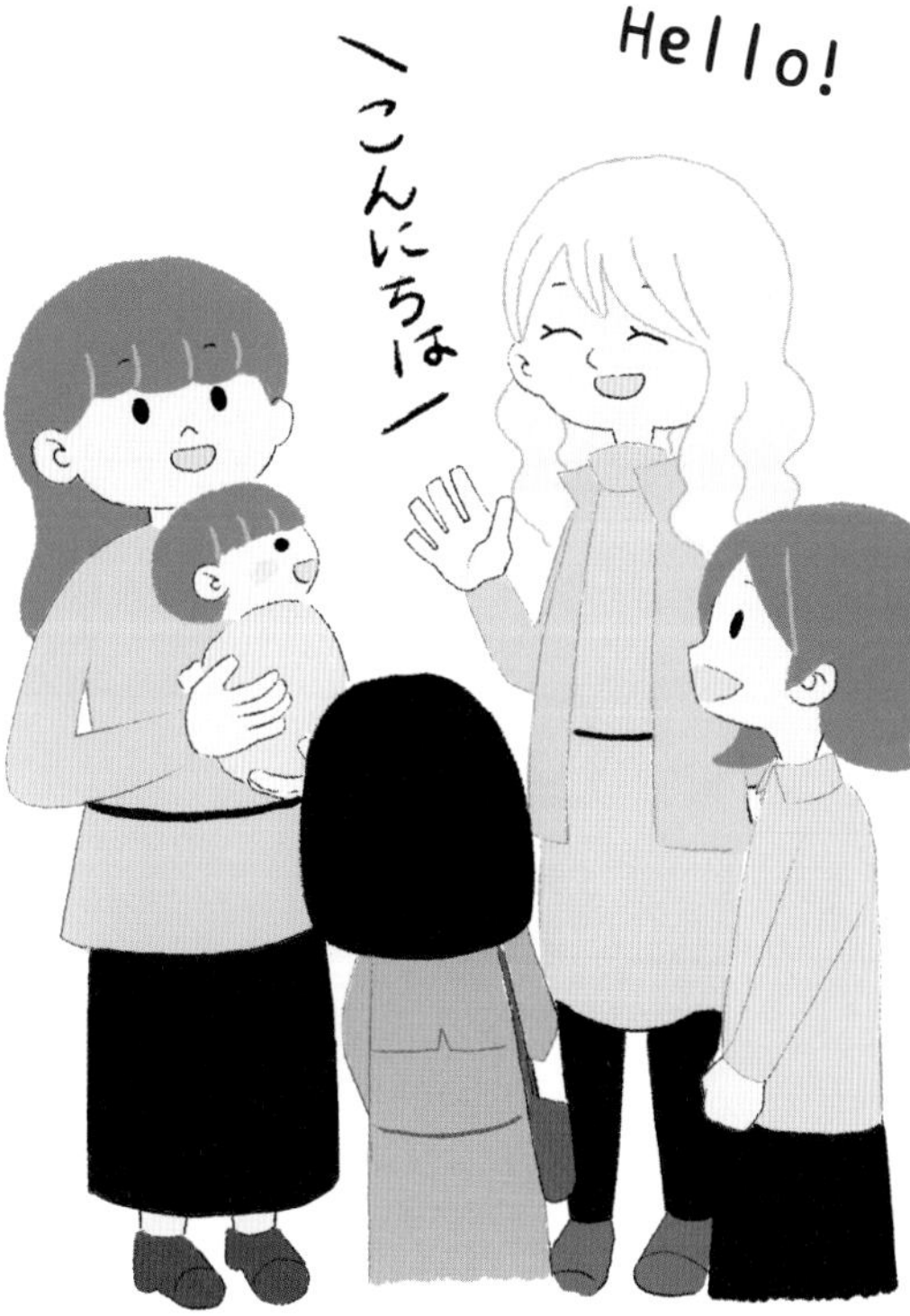

人見知りをさせないコツはまず、この時期にアイコンタクトをとって、**親をしっかりと認識**させてあげることです。

人見知りではなく、人を知らないだけなのです。たくさんの人と接するようにして、**人の顔を見せていく**と、人見知りを防げます。

また、**いろいろな人の口元**（大きく開いた口）を見ることで、赤ちゃんは**言葉を覚え**はじめます。

switch

52

6～8か月

起きて前傾姿勢をとって
大きな固ゆで野菜を
前歯でスリスリ！

6～8か月はたくさんの種類の食べ物を食べよう。
大きな口で自分で食べる。人間としての“食べる”の獲得。

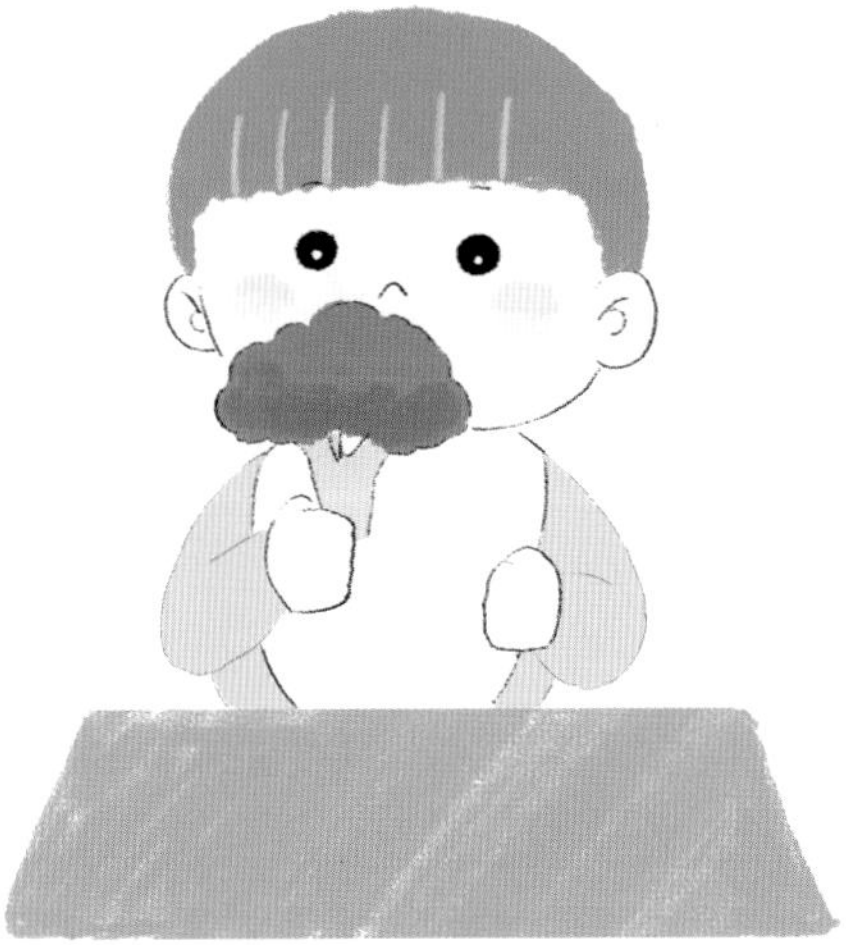

6か月くらいになると、手で潰せる固さに煮た（柔らか煮）野菜だけでなく固ゆで野菜をつかんで口に入れて食べるようになります。手づかみ食べの始まりです。

8か月程度になりハイハイができるようになると、食も変わってきます。噛んで飲み込める子どもで、繊維質の食べ物をよく食べている赤ちゃんの便は水に浮きます。もちろん、酵素がまだあるわけではなく、形と色がそのまま出てくることもありますが、徐々に形をなさなくなり、腸でこなれてきます。歯も生え始め、前歯でかじるようになってきます。徐々に様々な野菜を食べさせて、水としての野菜を摂り、排泄をしっかりと見てください。

前傾姿勢をとって食べられている子は誤嚥をしにくく、呑気症にもなりません。前傾姿勢をとって食べられているかわからない場合は、うつ伏せにして手と足を浮かせる姿勢（飛行機のポーズ）をとるかどうかを見てみてください。この姿勢をとる子は、食べるときにお腹に空気を入れてしまっている（呑気症の状態）ことになります。食べるときに前傾姿勢を意識させてあげましょう。

switch
53

6〜8か月

前歯が生えてきたら（6か月くらい）徐々に食事にかえよう！
おっぱいはコップマグで飲ませよう！

使い捨て紙コップもいいよ！

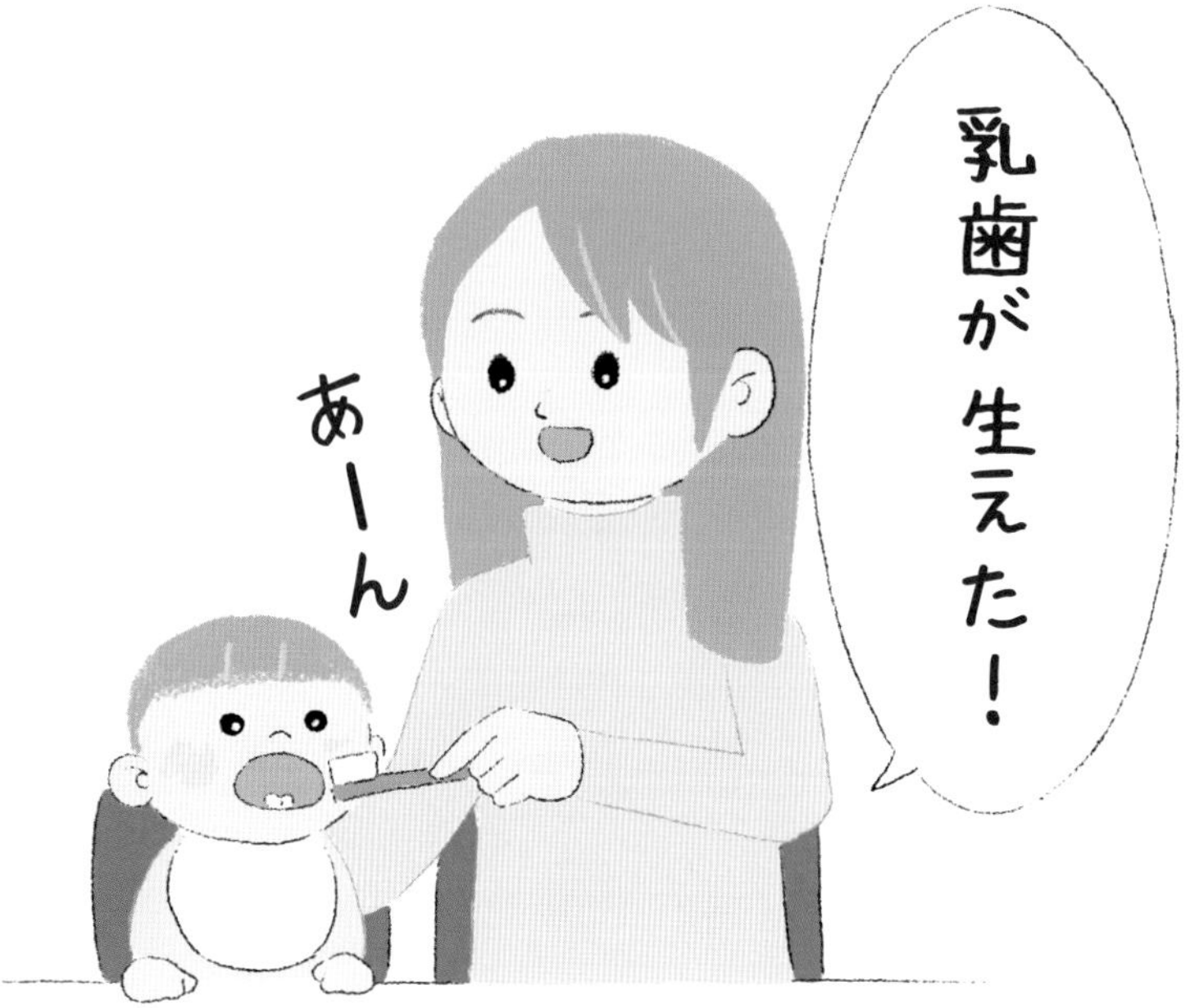

おっぱいや飲み物を飲む喉と、
食べ物を噛んで食べる喉とは、まったく違う機能です。
赤ちゃん主導の離乳・食事への移行と思うといいですよ。

食べ物への移行だから、大きなものを食べよう！

断乳の時期は喉も発達！　乳歯が生えはじめたら離乳食をスタート。乳児嚥下から成人嚥下へ。手前の奥歯（前歯から数えて4番目）が生えてきたら完全断乳しよう。

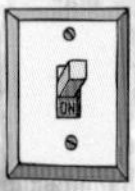

switch
54

6〜8か月

のどちんこは見えますか？

喉ができていない子は誤嚥に注意

上顎のさがり、しゃがれ声、
キンキン声、無呼吸症候群、口ポカン、
下顎の後退などを引き起こします。

上手な飲み込みは、喉が発達した証拠です。喉の入り口には4つの扁桃組織が存在しています。口や鼻から侵入してきた病原体は、まずワルダイエル咽頭輪（4つの扁桃組織をまとめたもの）によって排除されます。

口を鍛えること＝ワルダイエル咽頭輪を鍛える＝免疫力UPです！

口を開けたときにのどちんこが見える＝喉が鍛えられているということです。

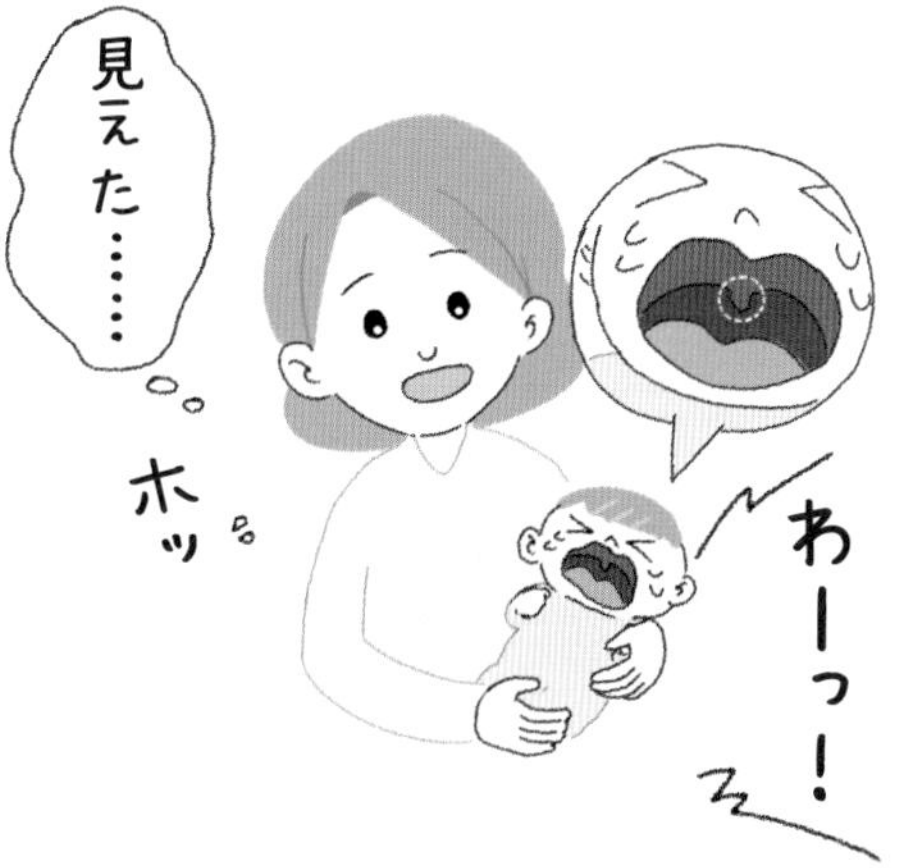

もし、子どもが口を開けたときにのどちんこが見えない場合には、誤嚥をしやすく、呼吸と飲み込み、発音の成長が悪いことを意味します。大人にも多い睡眠障害を起こしやすいということでもあります。こうした症状がひどくなると、医者からは「扁桃腺を切らないといけませんね」と言われます。しかし、姿勢と呼吸、そして発音のトレーニングを行なうことで、ほとんどの場合、数か月で改善できることがわかっています。

switch

55

6~8か月

「手づかみ食べ」をさせてあげよう！

スプーンを使わない！
ストローを使わない！

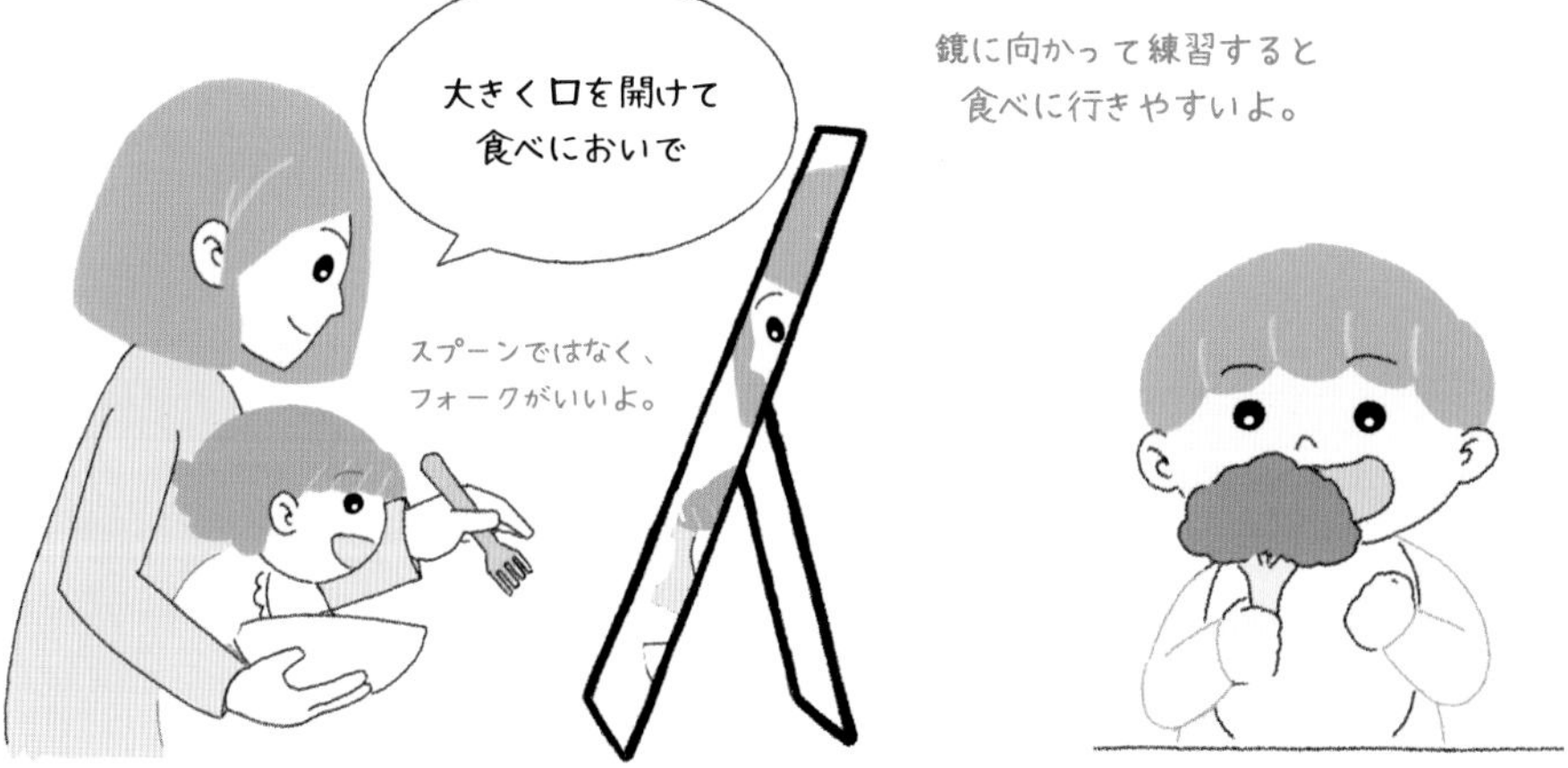
大きく口を開けて
食べにおいで
スプーンではなく、
フォークがいいよ。
鏡に向かって練習すると
食べに行きやすいよ。

スプーンは「食べる」ではなく「噛まずに飲み込む」に繋がってしまいます。ストローは寝たきり老人と同じ、後ろに反った状態で飲む＝誤嚥に繋がる飲み方になってしまいます。手づかみ食べの一番の目的は、大きなお口でほおばること、つまり**口育て**です。

唾液もいっぱい出ます。**身体を前傾**させて、食べにくるまで待とう。与えるのではなく、「食べる」を獲得させる意識で。

汚れるから**ビニールシート**をしてあげて。固ゆで野菜だと汚れることは少ないですよ。

もし、赤ちゃんの機嫌が悪いときは、手に持たせず、食事を一旦、目の前から引きあげよう。

switch

56

6〜8か月

歯ブラシ
綿棒
マッサージの順で
お口ケアしよう!

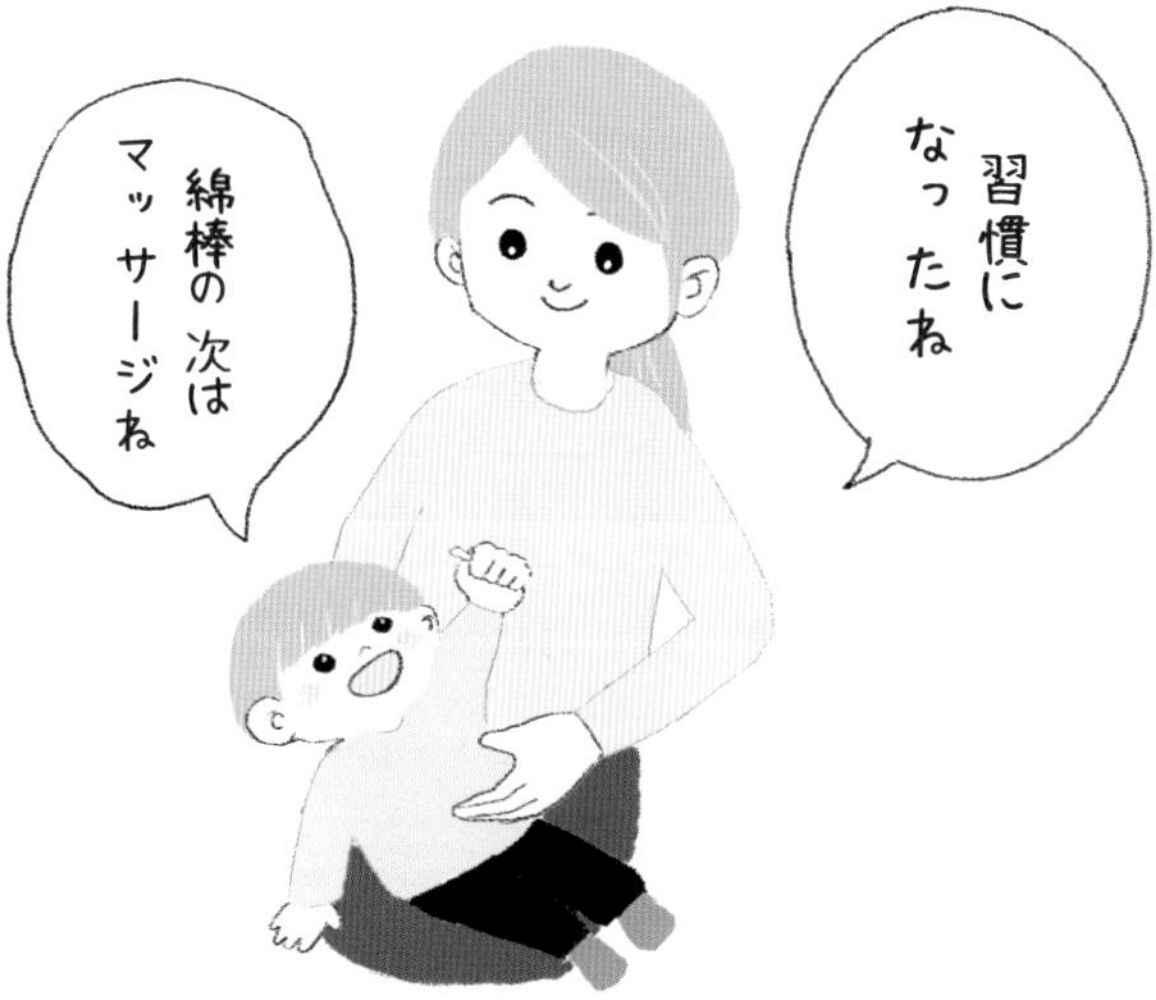

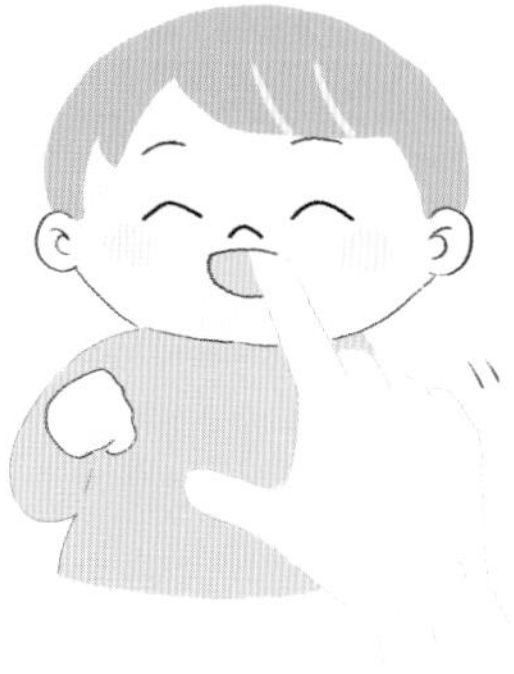

歯ブラシで**唾液を分泌**させ、**口の中をキレイ**にして、口の中を広げる（ボリュームUP）をしよう。将来のキレイな歯並び、歯と歯があたる状態（口を閉じているとき、通常、歯と歯はあたりません）の予防にもなりますよ。

綿棒では歯の表面の汚れを取り除き、使い捨てビニール手袋をした指で**ワイパー状にマッサージ**！

歯並びに繋がる、**顔の筋肉**も鍛えられるよ！

switch
57

6～8か月

抱く時間を短くしていこう！

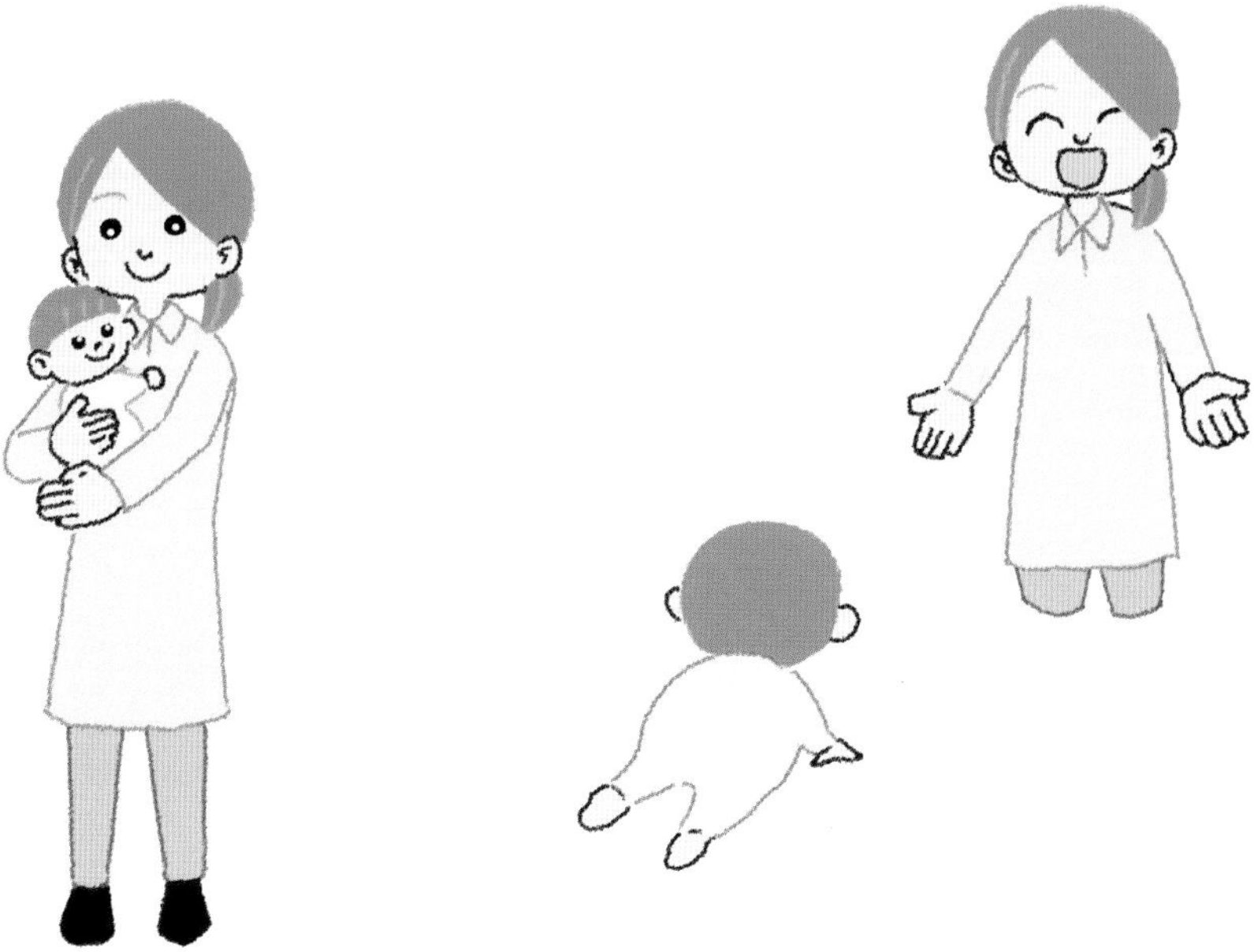

5分以上はなるべく抱かずに、**足や手を触って**動かしてあげよう。

多くの**原始反射**が統合されていきますよ。

switch

58

6～8か月

高速ハイハイを獲得させよう！

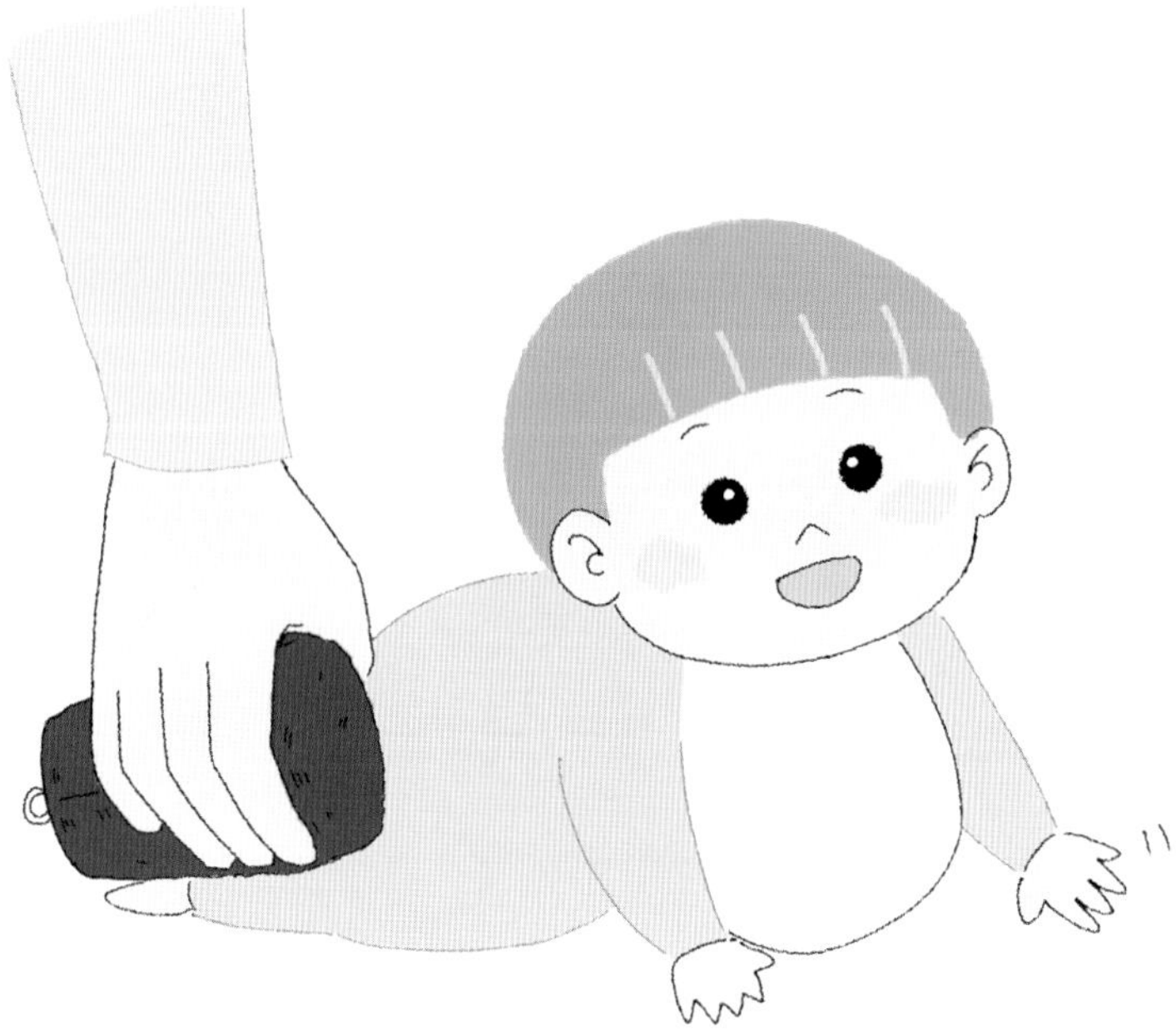

ハイハイは元気よく！

四肢の発達が始まるときです。ハイハイは手足の感覚づくり。

この時期もたくさん足に触れてあげよう。

亀の子だわし1号で**足裏**や**ふくらはぎ**に軽く触れてあげると、反射を起こしていい刺激になります。（※ これは0か月から OK）

switch 59

6～8か月

何でも触らせてあげよう！
刺激を遊びだと思うよ！

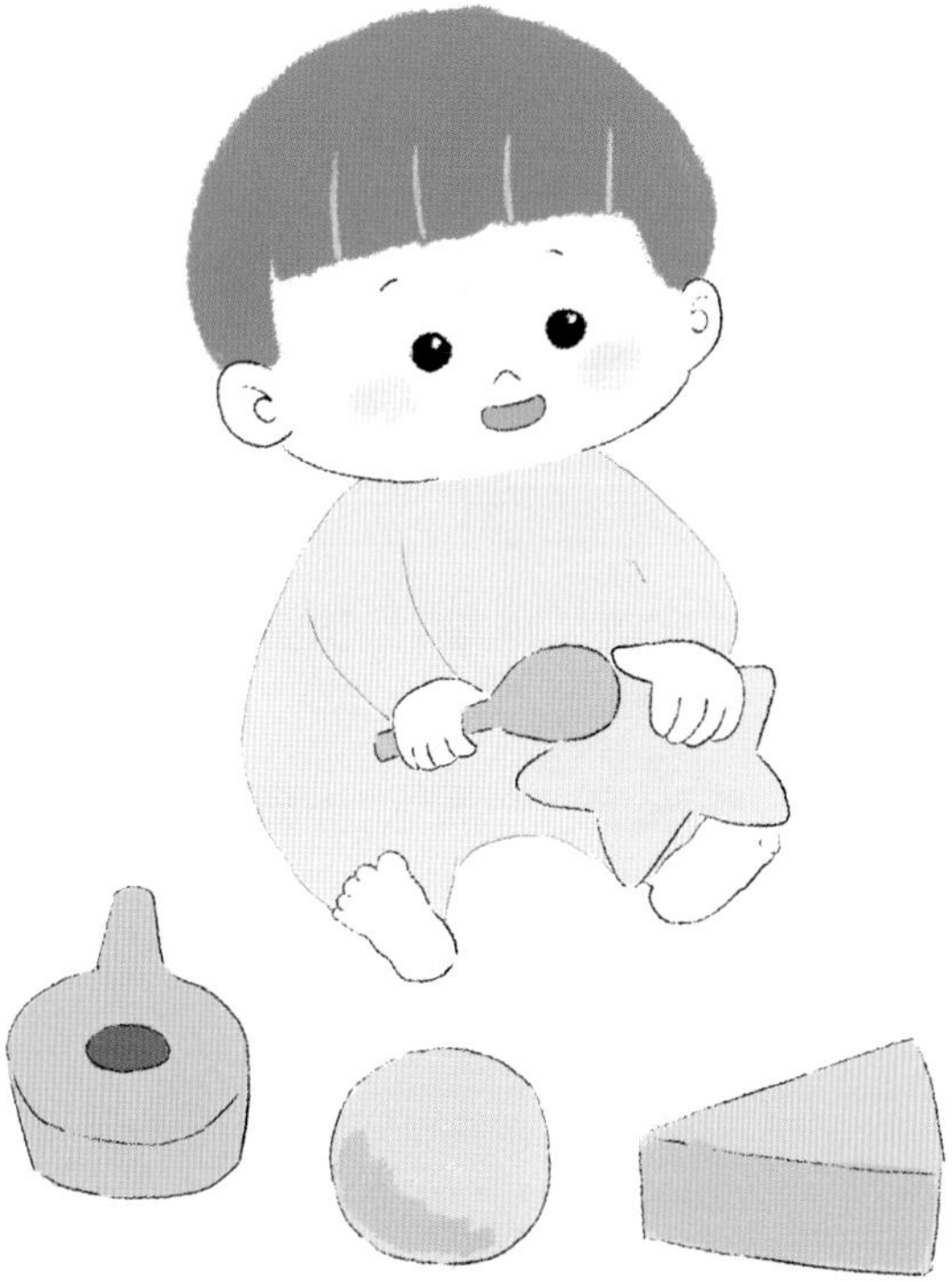

赤ちゃんは**触って学び**ます。

いろいろな形のものを持たせましょう。

ものを持たせる運動は、感覚機能を養います。これは、**食べ物を自分で食べるための準備**です。

switch 60

8～10か月

ささみ、魚の白身や豚の赤身など

動物性タンパク質を少しずつ食べさせてあげよう！

赤ちゃんが**身体を前にして食べにくる**まで待とう！
骨盤を立てて前傾姿勢をとっていると、詰まっても吐き出せますよ。**葉ものは喉に詰まりやすいので、要注意**！

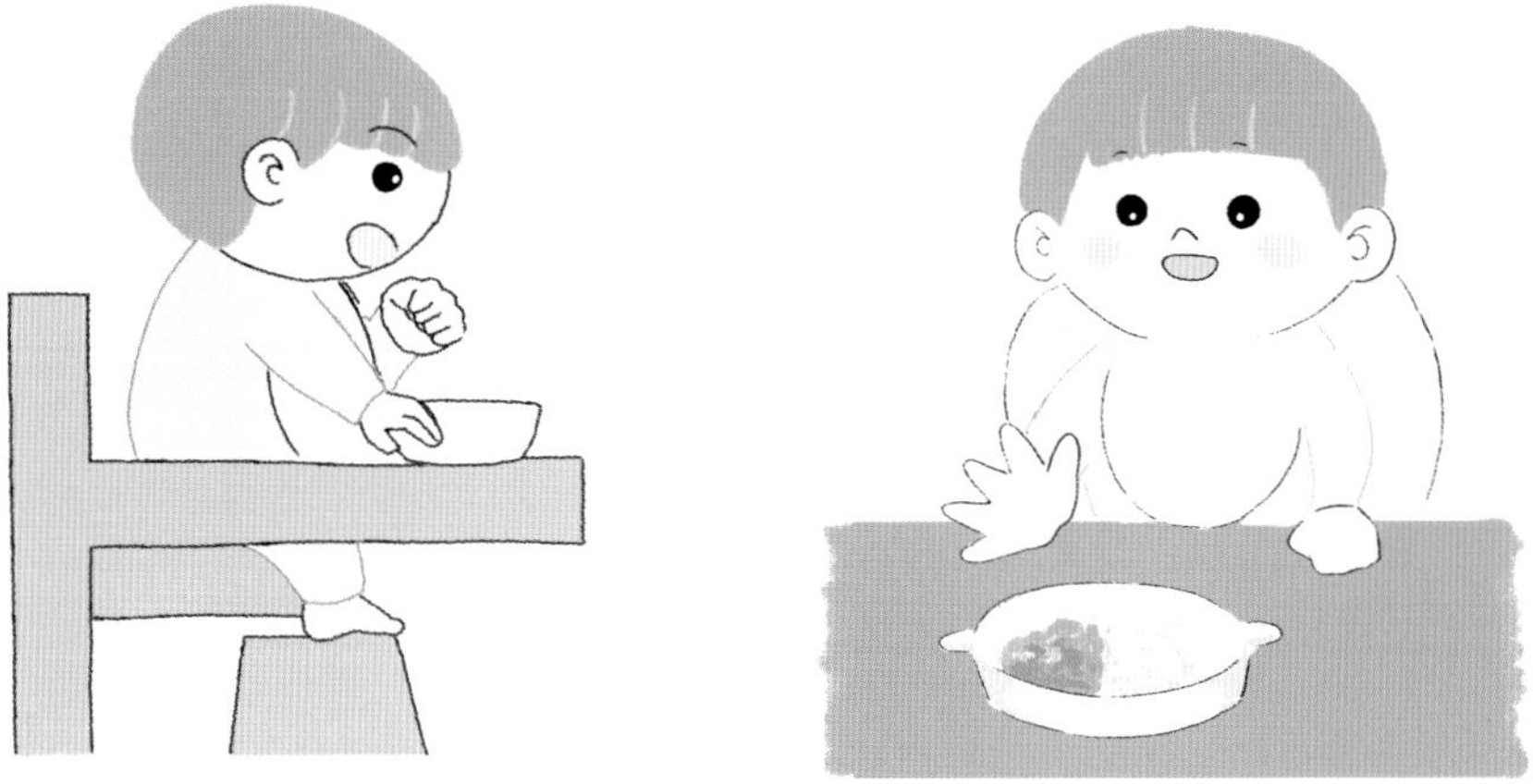

離乳食を噛んで飲み込みもうまくできるようになってきたら（だいたい10か月くらい)、繊維質ででんぷんも多い、じゃがいも、普通の糖とは違うオリゴ糖を多く含むさつまいもなどを茹でて食べさせます。

動物性のタンパク質は、鶏のささ身、豚の赤身なども食べられるようになります。牛はさけておきましょう。噛んで唾液（消化を助ける）と混ぜて食べられるようになるまでは、必ず火を通したものを与えましょう。火が確実に通っていない半熟卵などを与えないように気を付けてください。

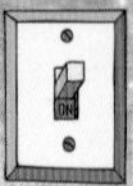

switch 61

8～10か月

歯ブラシ 綿棒 マッサージの順で お口ケアを続けよう！

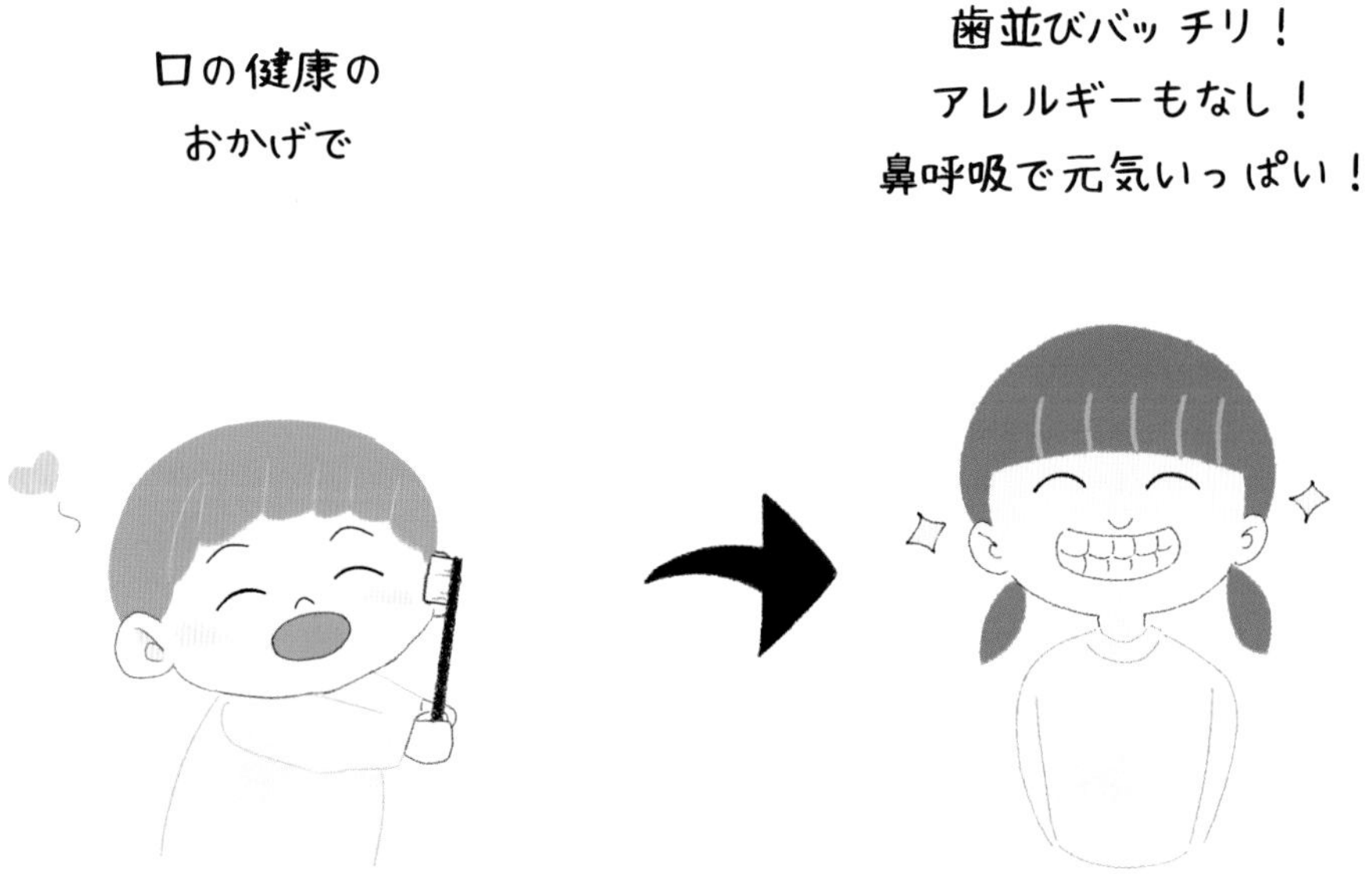
口の健康の
おかげで
歯並びバッチリ！
アレルギーもなし！
鼻呼吸で元気いっぱい！

歯ブラシで口のボリュームを上げて、綿棒で汚れを取り除き、指でワイパー状にマッサージ！

ブクブクペッ！　ガラガラペッ！　ができるようになるまでは、お母さんがやってあげましょう。

基本的に**歯ブラシが好き！　な子どもはいない**ので、**嫌がるし時間はかかる**と思います。

でも、この時期に口・喉を発達させる＆「食べる」という“生きる”に直結する行動の獲得にとっては絶対に必要なことですよ。

switch 62

8～10か月

音に関わるマネッこで遊ぼう！

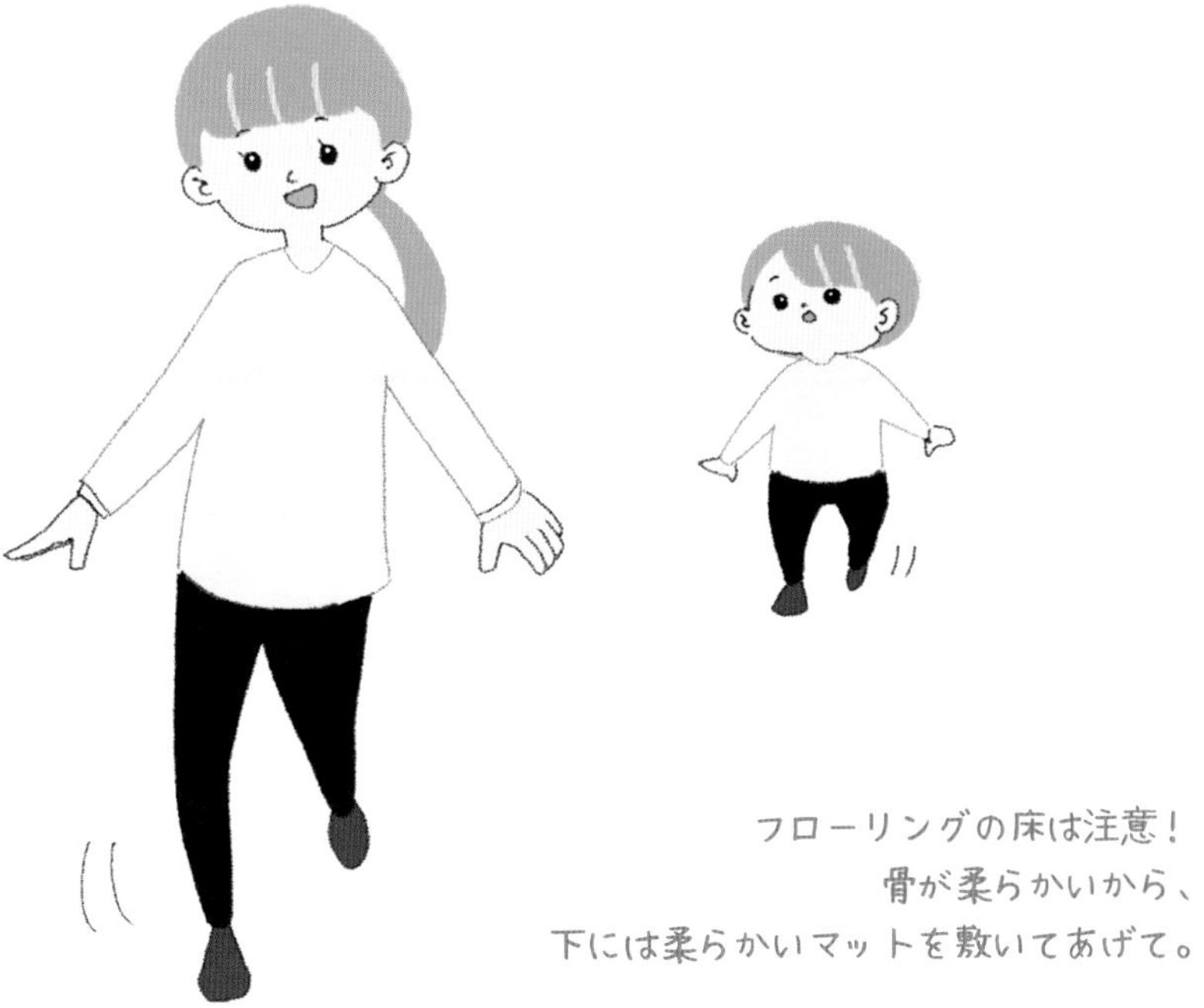
フローリングの床は注意！
骨が柔らかいから、
下には柔らかいマットを敷いてあげて。

8か月〜12か月は、**目に続いて、耳も発達**します。耳からの情報でマネするのも大得意！

低い音、響く音が好きだよ。

わんわん、にゃんにゃんなどの赤ちゃん語を使わず、**言葉を教えて**あげよう。形の認識もする時期だから、イラストの馬と本物の馬の両方を“馬”として認識できるようになります。**いろいろな絵や本物**を見せてあげよう。

マネっこは、人間の行動パターンの大元です。

switch 63

10～12か月

出汁で薄めに味付けした水煮 さつまいもやカボチャなど 繊維性のでんぷん類を 食べさせてあげよう

NG ポイント

・スプーン→噛まずに飲み込みに繋がっちゃうよ
・顎を上げて食べる→誤嚥に繋がっちゃうよ
・向かい合ってあげる→自分で“食べにいく”の獲得ができないよ

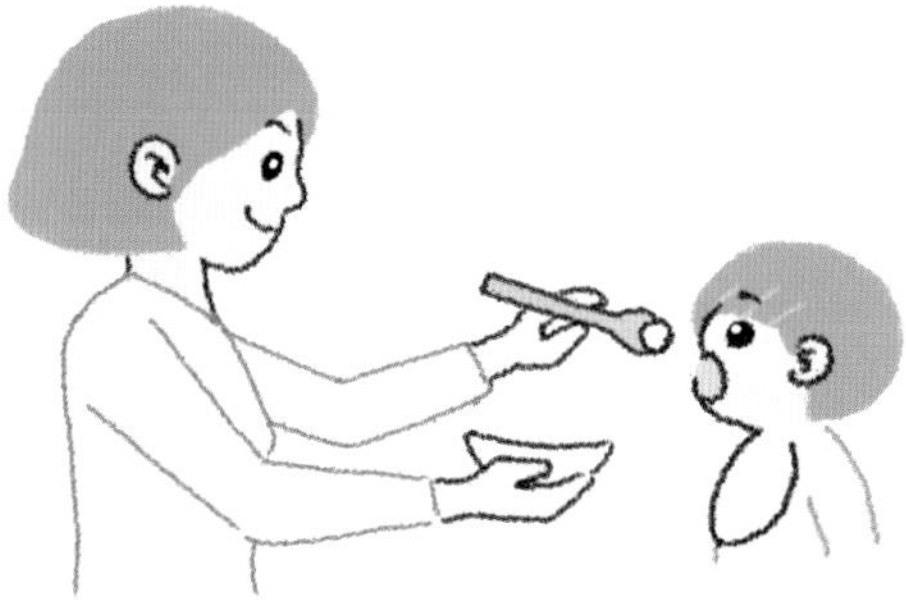

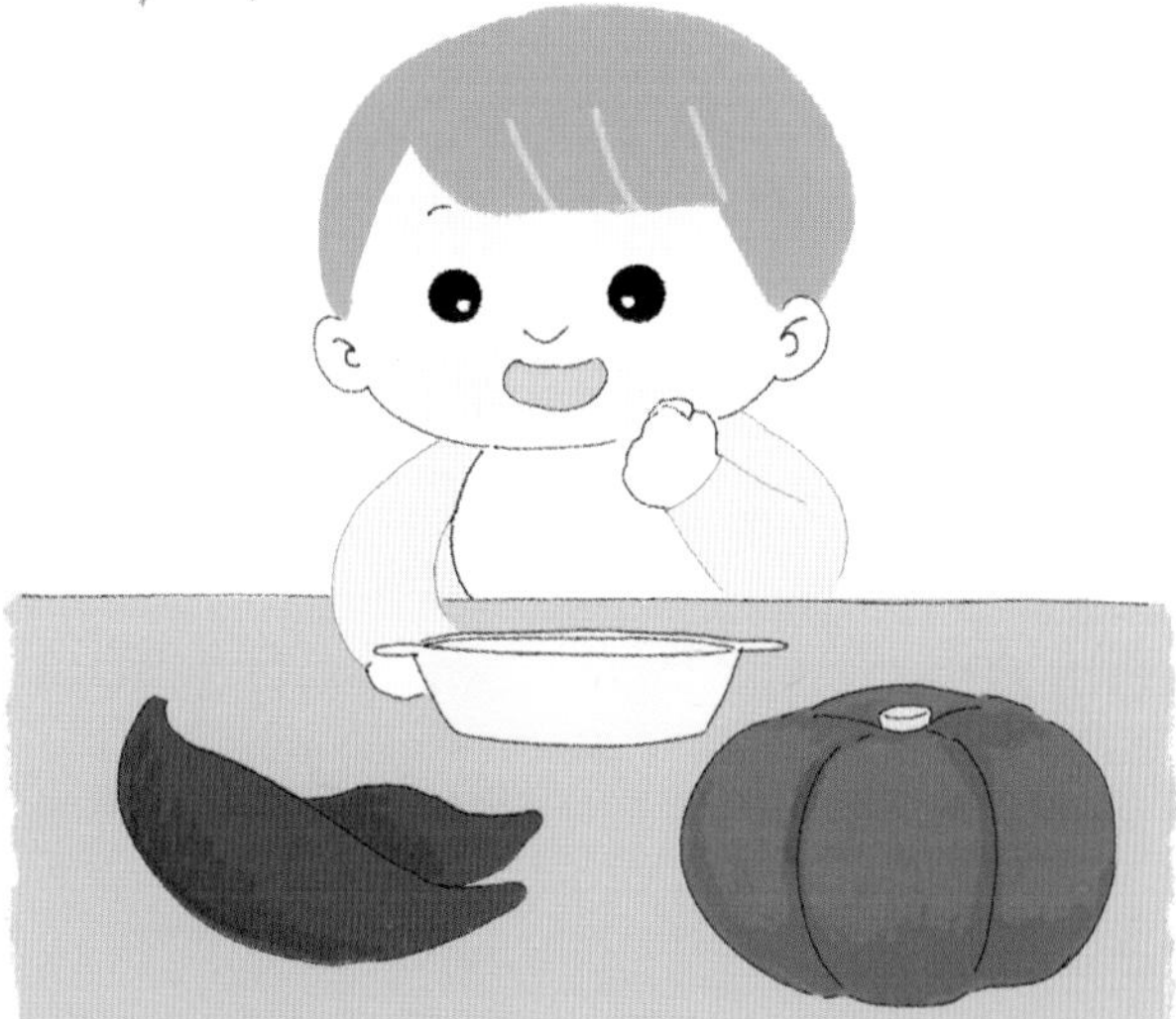

口に入りきらないほど大きい固めの野菜を与えましょう！

自分で食べに行く姿勢が一番重要！

switch
64

10～12か月

もうすぐ立ち上がりますよ！
楽しみですね。

ハイハイや高ばいを十分にさせてあげよう！

身体がしっかり発達していると
ハイハイも高ばいもたくさんできます

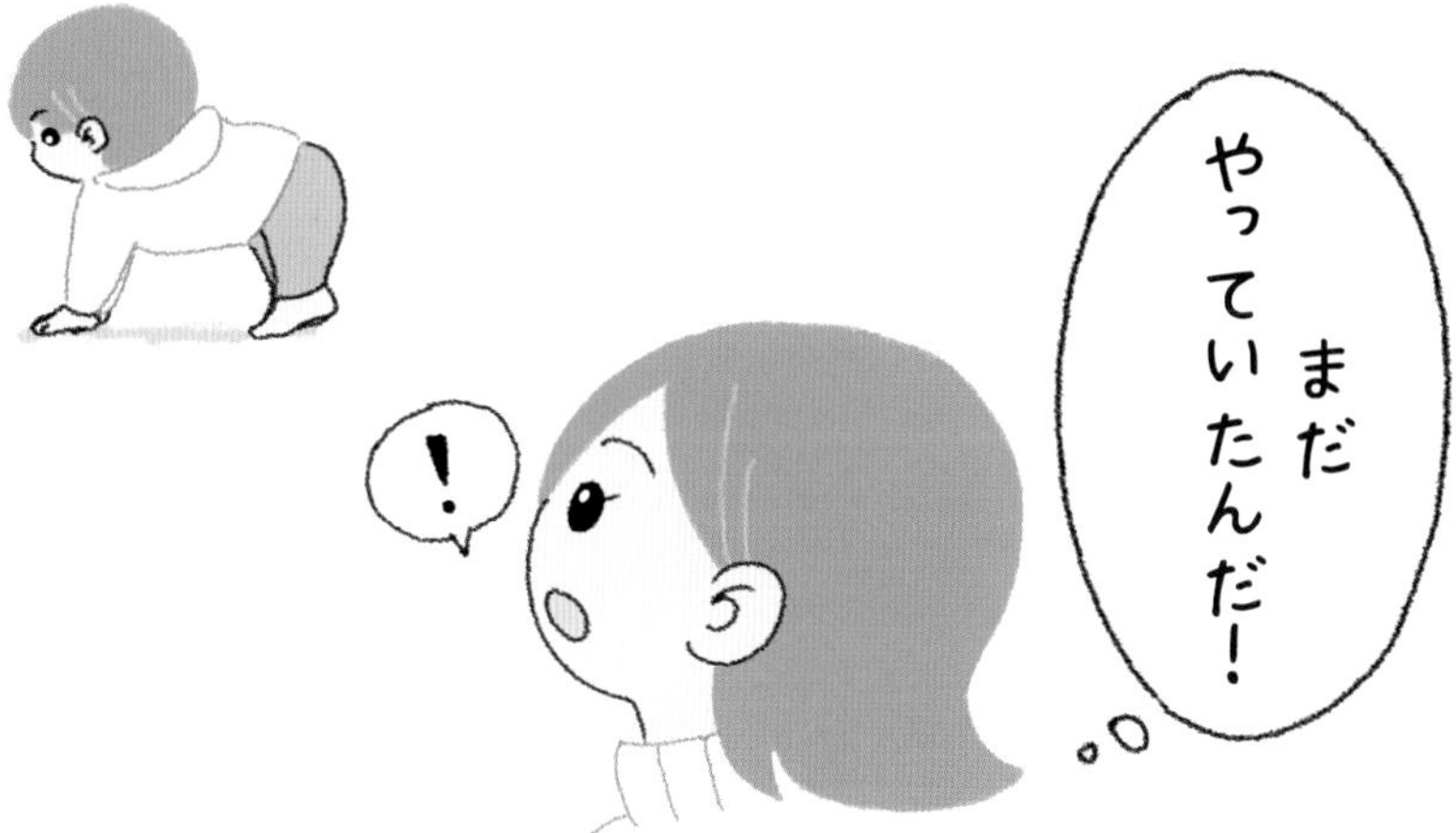

8～10か月はハイハイ

10～12か月は高ばいやつかまり立ち。

高ばいもたくさんすることが大事です。

しっかりと体を動かす運動は**筋肉の発達**にもなり、**体温**があがります。

骨は筋肉の成長によって作られますから、動かない、声を出さない子どもは筋肉ができないため、**骨粗鬆症**にもなりやすくなります。

switch
65

10～12か月

息を吐く練習をしよう！
ティッシュをふーっ！

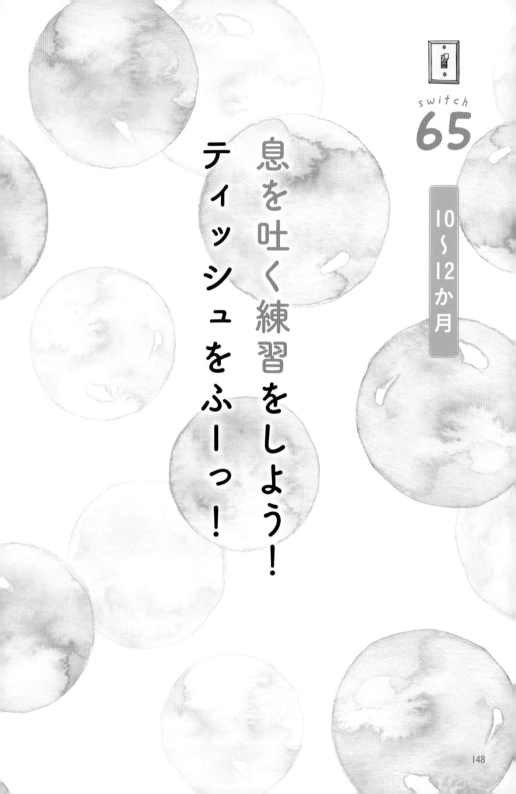

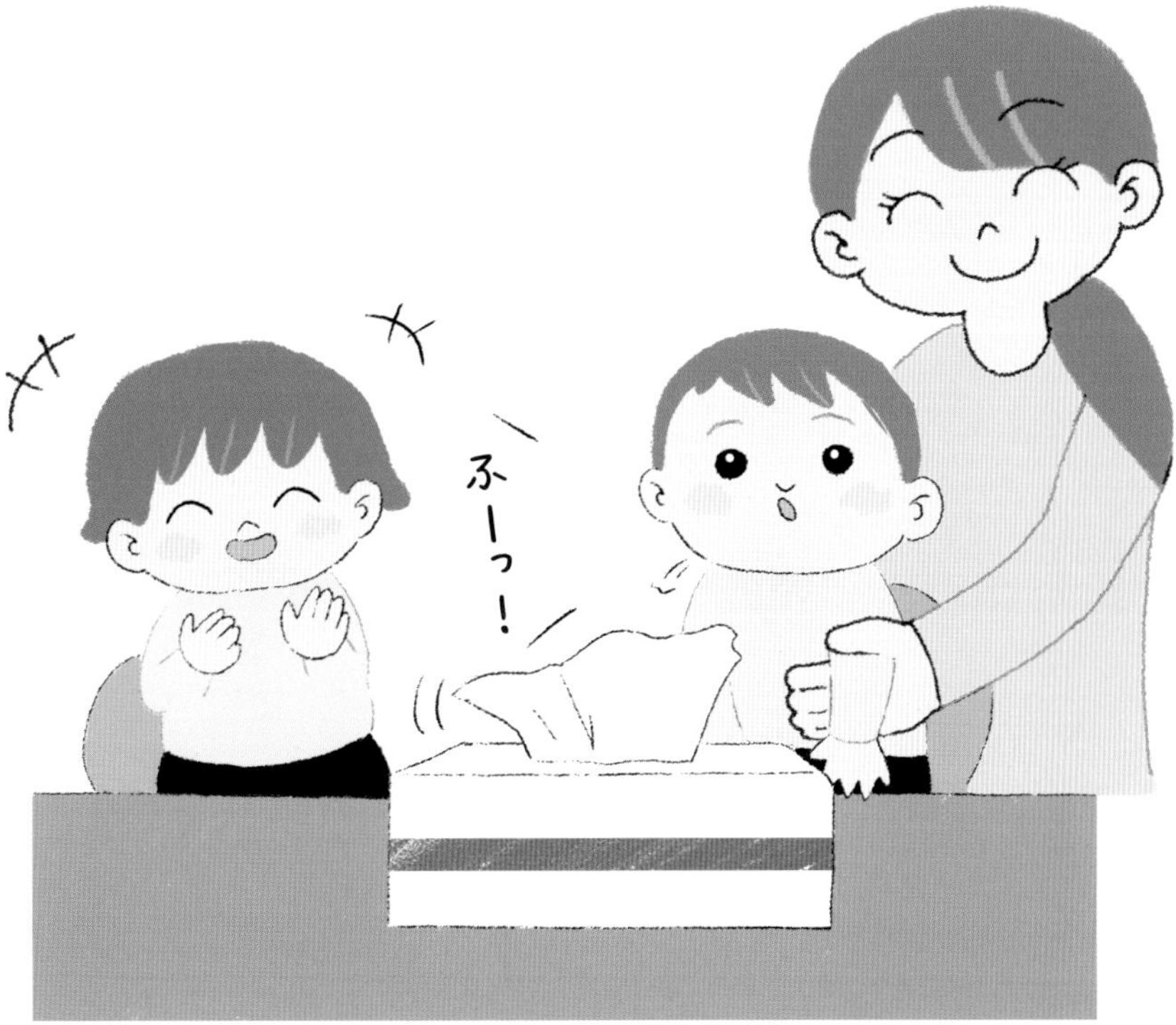

おなかの中の空気を出そう！

手でおなかに触れてあげると、**おなかポッコリ**もなくなりますよ！

息は吐ききることが大事です。呼吸は吸う前に吐くことが大切です。

switch
66

1歳～1歳2か月

塩や出汁で薄めに味付けした食事も可能！

喉ができていることが必要だよ。
喉ができていない場合は、誤嚥に注意。

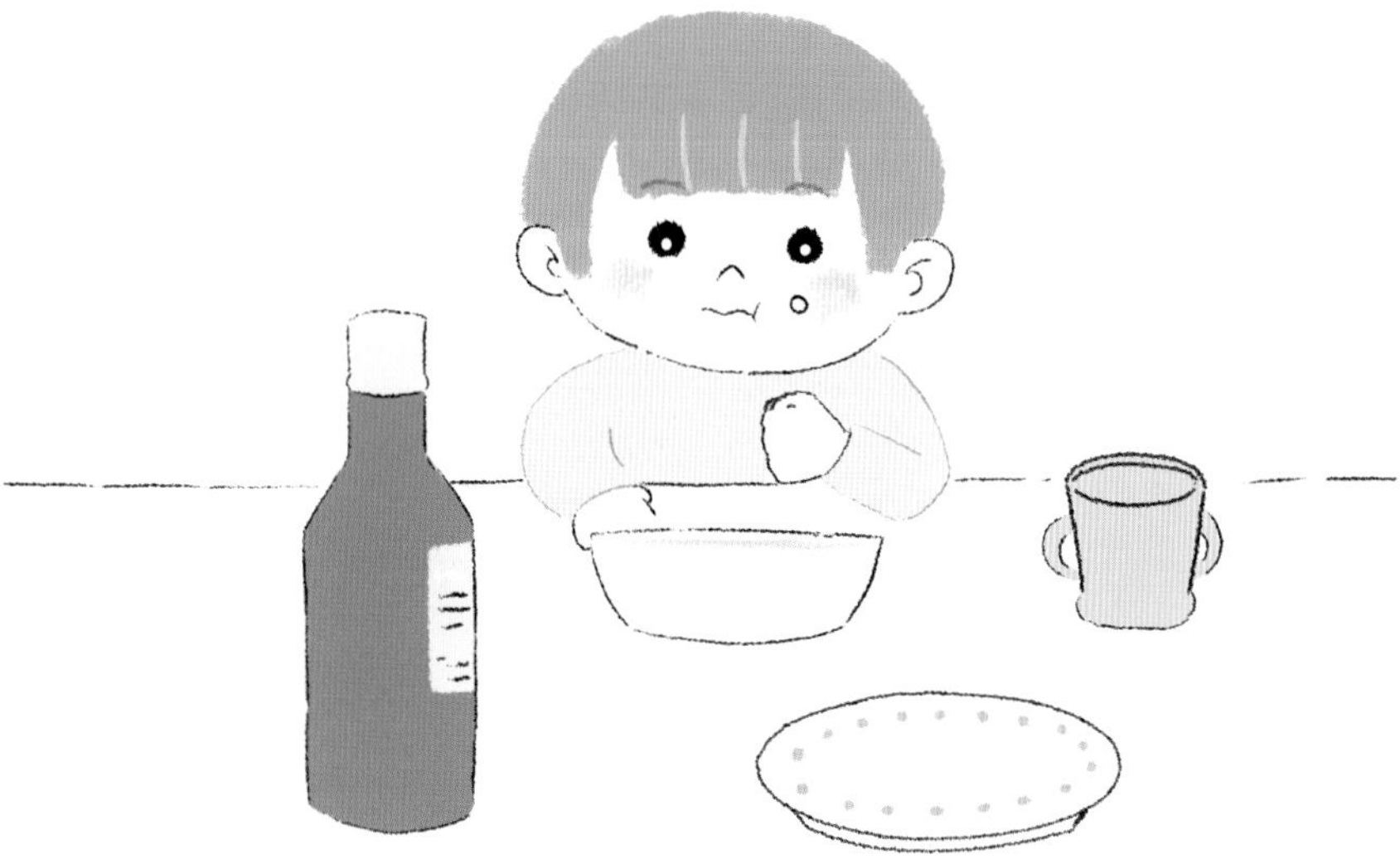

口に入りきらないほど大きいものを与えよう！

ゆでる蒸す以外に**焼いても大丈夫**。

唾液を回せる（出せる）ようになってきたら、オリーブオイルは炒めるときに少量だけ使えるよ。

消化酵素がまだできていないので、**油は使いすぎないように気を付けて**。

switch 67

1歳〜1歳2か月

息を吐く練習をしよう！
ストローでお水ぶくぶく

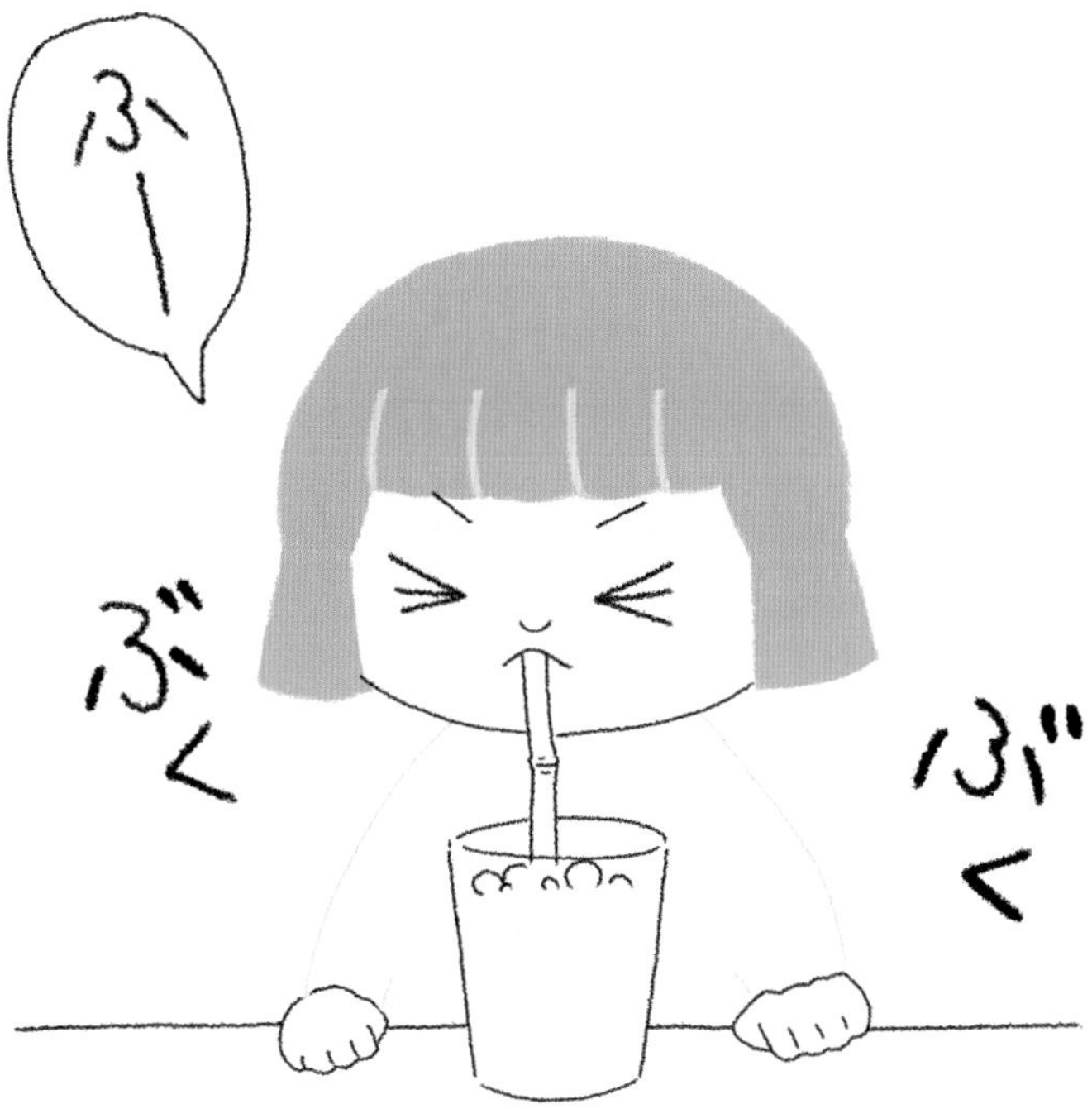

コップだと跳ねるから、
ペットボトルでもいいよ。
コップマグはぶくぶくの練習にいいよ！

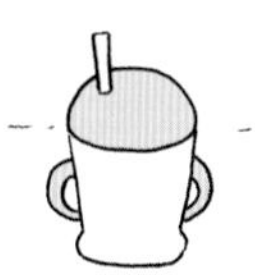

鼻呼吸のトレーニング！　最初はふーっと吹いて水がぶくぶくするのを楽しむだけでいいよ。

２歳で５分を目指そう！

口笛やハミングもいいよ！

switch 68

1歳～1歳2か月

歩き始めたら雑巾がけトレーニング！

手と脚をしっかり使って**体幹トレーニング**！

雑巾がけで元気な身体に。**お母さんや友達**とやると喜ぶよ。狭い場所では、この姿勢をとるだけでも OK。それでも十分トレーニングになるよ。

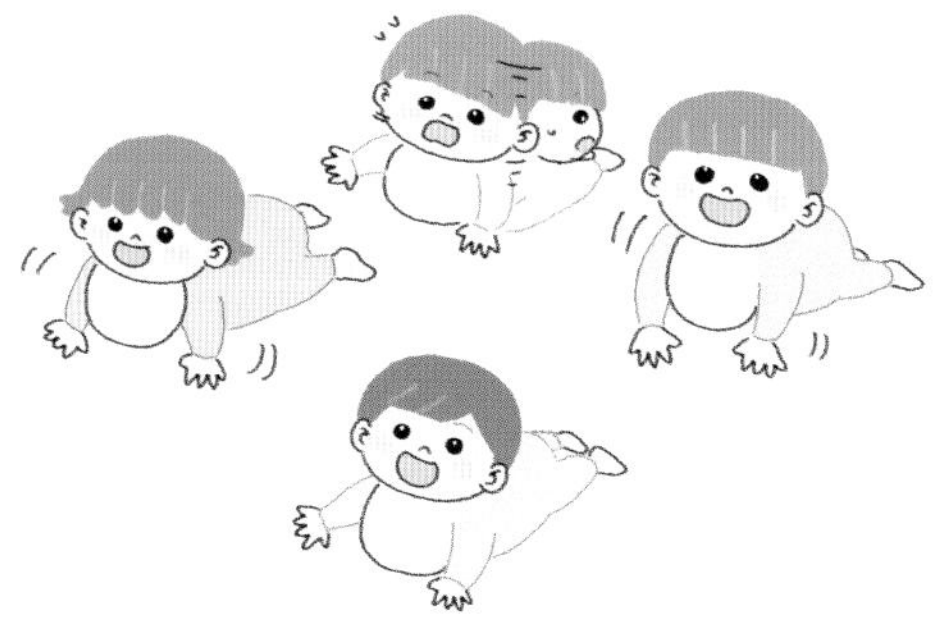

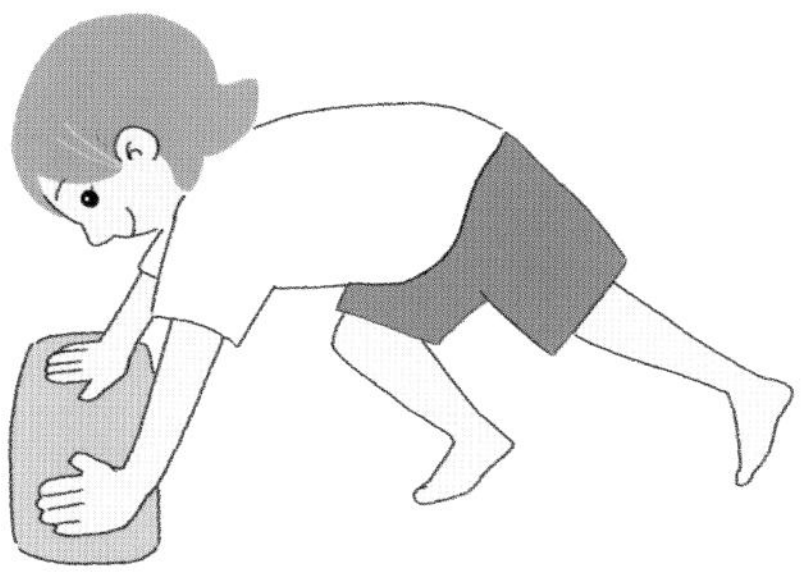

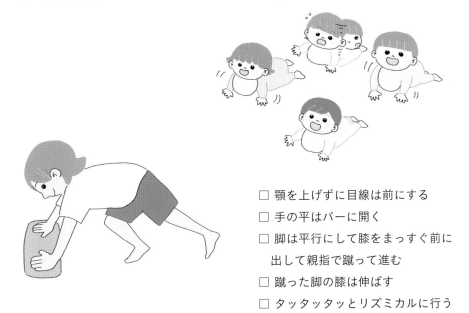

□ 顎を上げずに目線は前にする
□ 手の平はパーに開く
□ 脚は平行にして膝をまっすぐ前に出して親指で蹴って進む
□ 蹴った脚の膝は伸ばす
□ タッタッタッとリズミカルに行う

もし、背骨が出っ張っていたら、鼻呼吸ができない状態だから、トレーニングのやりがいがありますね。四つん這いで、雑巾がけをすれば、肩甲骨が動いて、横隔膜も動くようになって、呼吸がしやすくなりますよ。呼吸は、吸うことではなく、吐くことから始まります。吐くことを意識してみてください。

また、この時期の〜この時期の O 脚や X 脚はあまり問題ありません。

お尻を触ってあげると、お尻が上にあがります。これは、足の指を広げて立ち上がっているということになります。お尻が下がった状態というのは、骨盤底筋が下がっているということです。骨盤底筋を上げてあげないと、うまく歩けません。

switch 69

1歳2か月～1歳6か月

奥歯が生えてきたら食べるの獲得！おっぱいはやめよう！

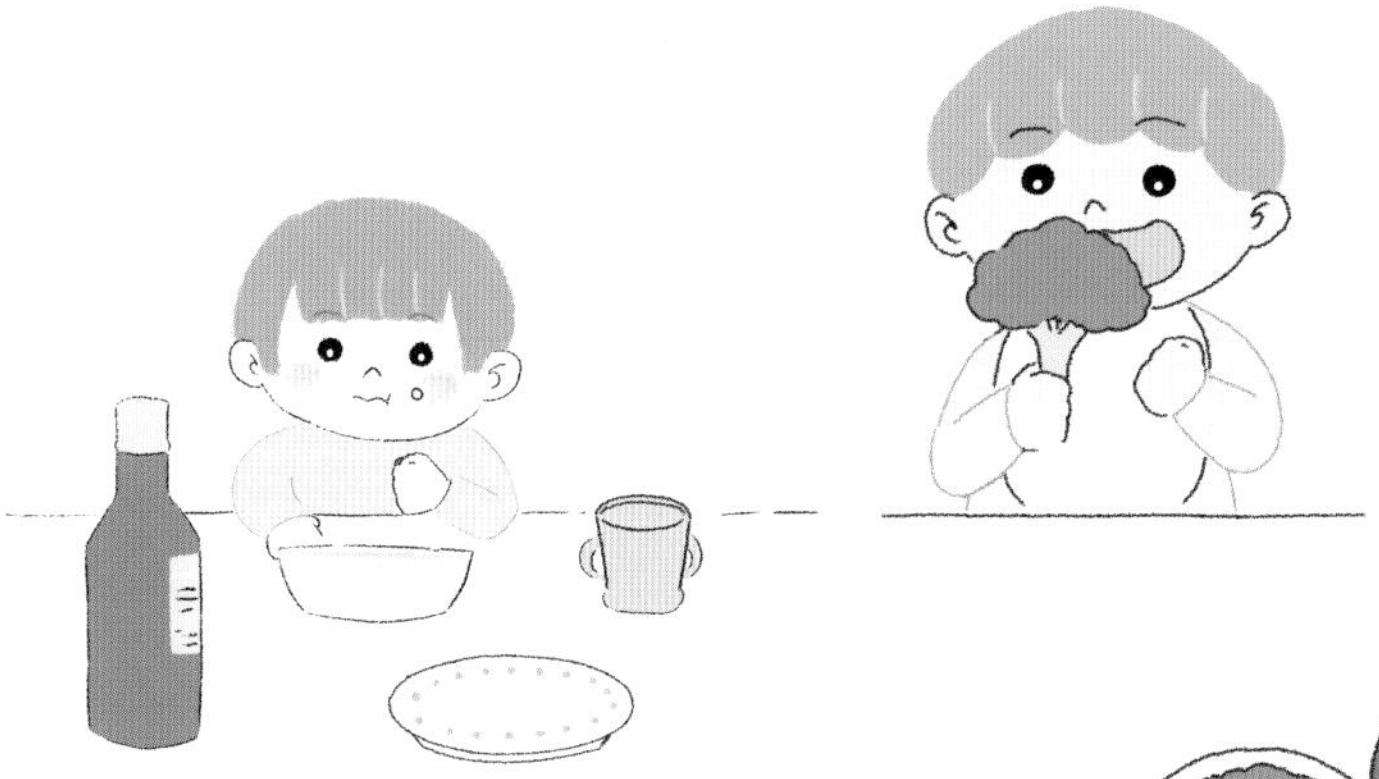

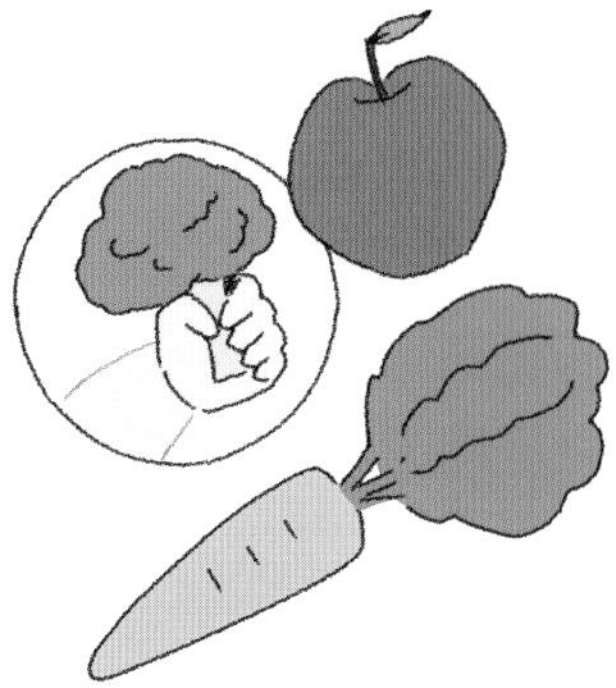

食事とおっぱいは併用できません。

ひとつずつ目の前に出して、食べさせてあげましょう。好き嫌いが始まる時期だから、**まんべんなく**食べさせて。

手づかみ食べで、口に入りきらないほど大きいものを与えるのは続けましょう。大きな口を開けて**食べるトレーニング！**

switch 70

1歳2か月～1歳6か月

抱かずに どんどん歩かせよう！

危ないときだけ、抱いてあげよう。

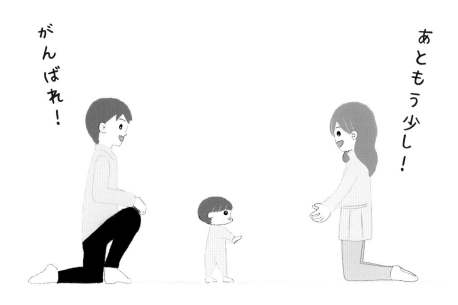

　赤ちゃんの骨のためにも**柔らかい場所**を歩かせてあげよう。でも、一番手前の奥歯（前歯から数えて４番目）が生えそろうまでは、骨に負担のかかる**靴や靴下を履かせない**。

　下が固いところを歩くときは、靴下を履かせよう。靴を履くときはくるぶしまでの靴下で。

　少し離れて立って、ニコニコで見守ろう！

switch 71

1歳2か月〜1歳6か月

ブクブクの練習をはじめよう！

ブクブクペッ！
ガラガラペッ！
もできるようになるよ

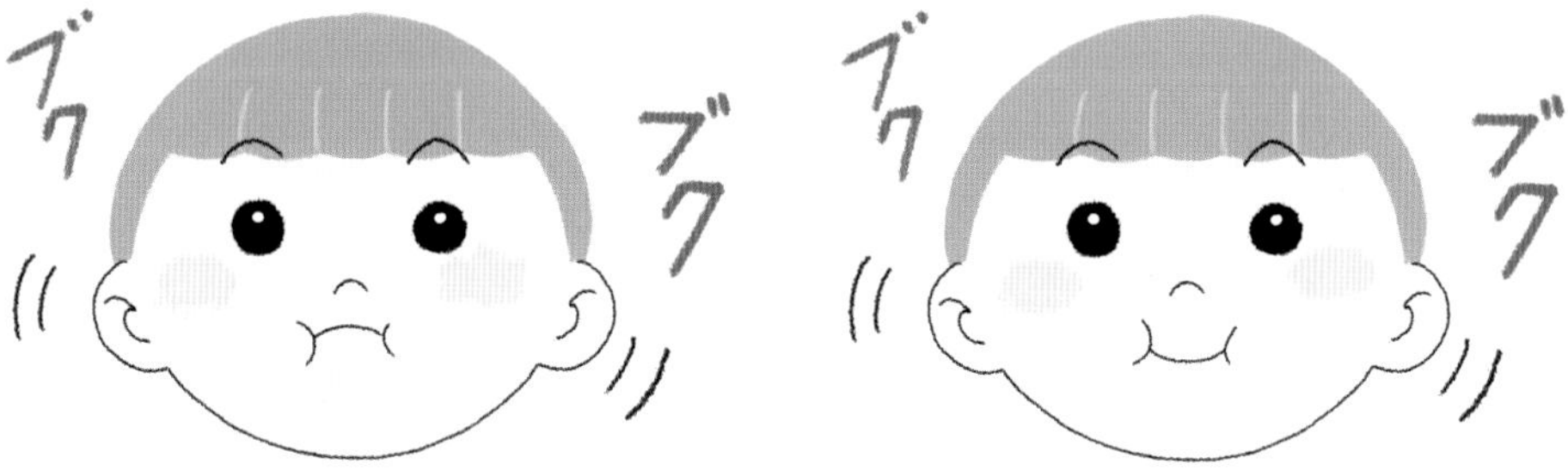

口に水を少量含んでブクブクする。

特に**上下方向に動かしながらブクブク**して、**口をキレイにする**練習。

これは、将来の**歯並び**や**顔の筋肉**の成長、**唇の力**にも繋がるよ。

2歳で、ブクブク5分間を目指そう。

switch
72

1歳2か月～1歳6か月

一家は習慣の学校なり
父母は習慣の教師なり（福沢諭吉）

なんでもチャレンジさせてあげよう！

　できることが増えることは**自由の獲得**です。人は、自由にできることを好きになりやすいのです。自由が増える＝好きなことが増えるに繋がります。我が子に好きなことを増やしてあげたいと思ったら、自由にできることを増やすことなのです。親は**子どもの力を信じて**、応援しながらなんでもチャレンジさせてあげましょう！

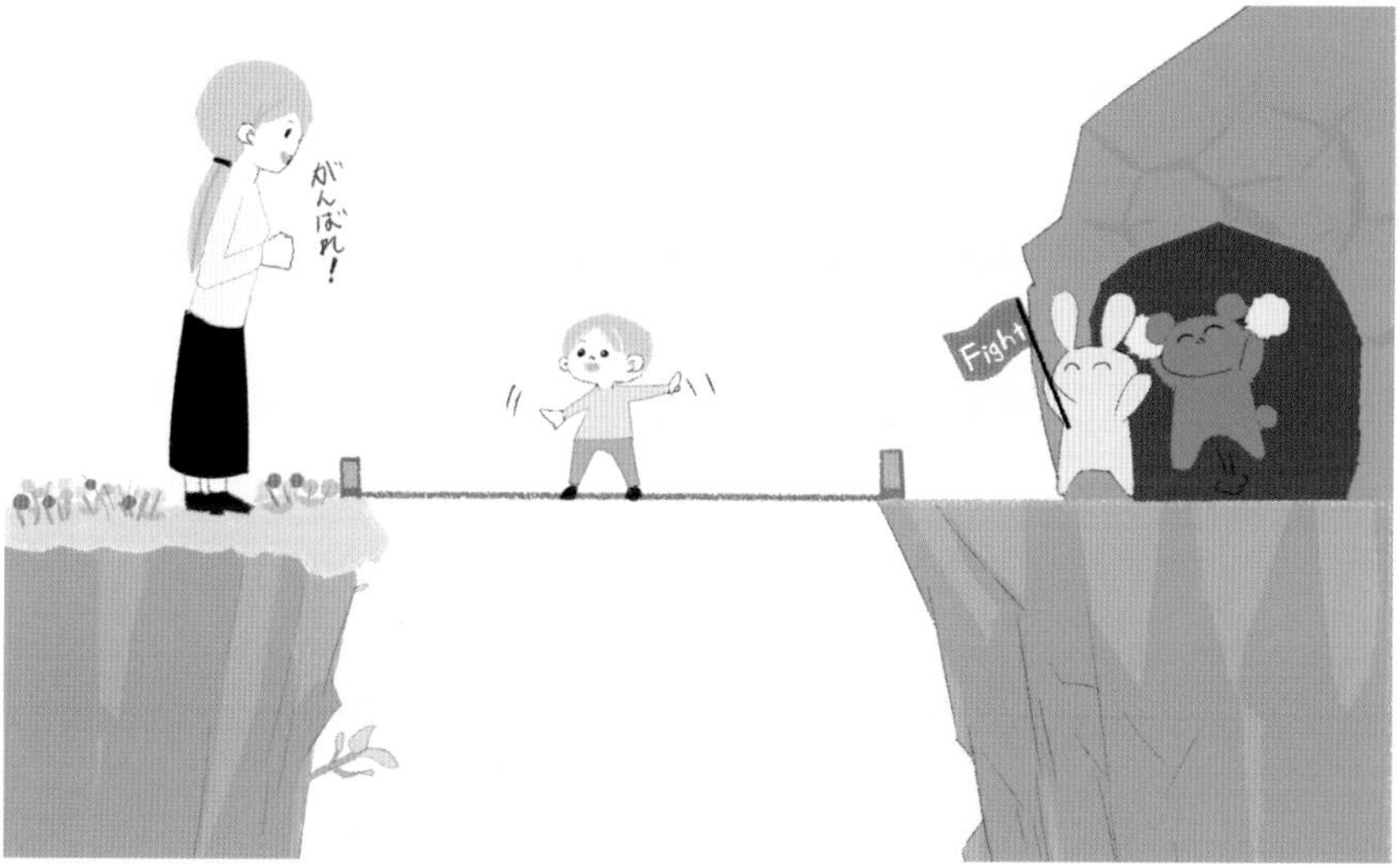

　大人の思考パターンでは、「子どもにとって、自由の獲得は大変なのではないか？」と思うかもしれませんが、子どもはこれを苦労ではなく、遊びと思って獲得できます。子どもにとって、ちょっと頑張れば超えられそうな課題を与えられることは、自分の成長を感じられるし、達成感を得られるので、とても楽しいことです。自由の獲得を遊びと思わせてあげましょう。

　それを支えることになるのが、原始反射の統合です。それが、挑戦する健やかな心と身体をつくる第一歩です。

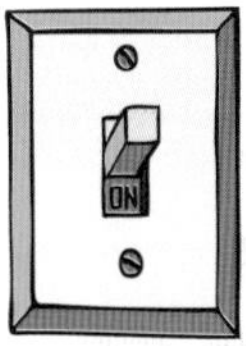

3章

赤ちゃんの成長88の秘訣！

子育ての心得！

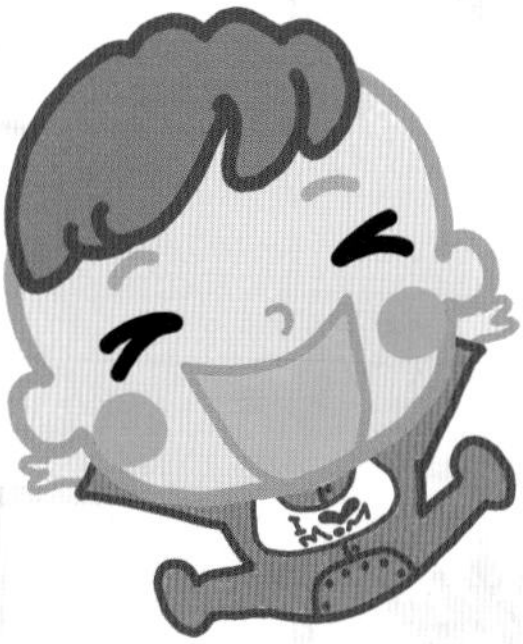

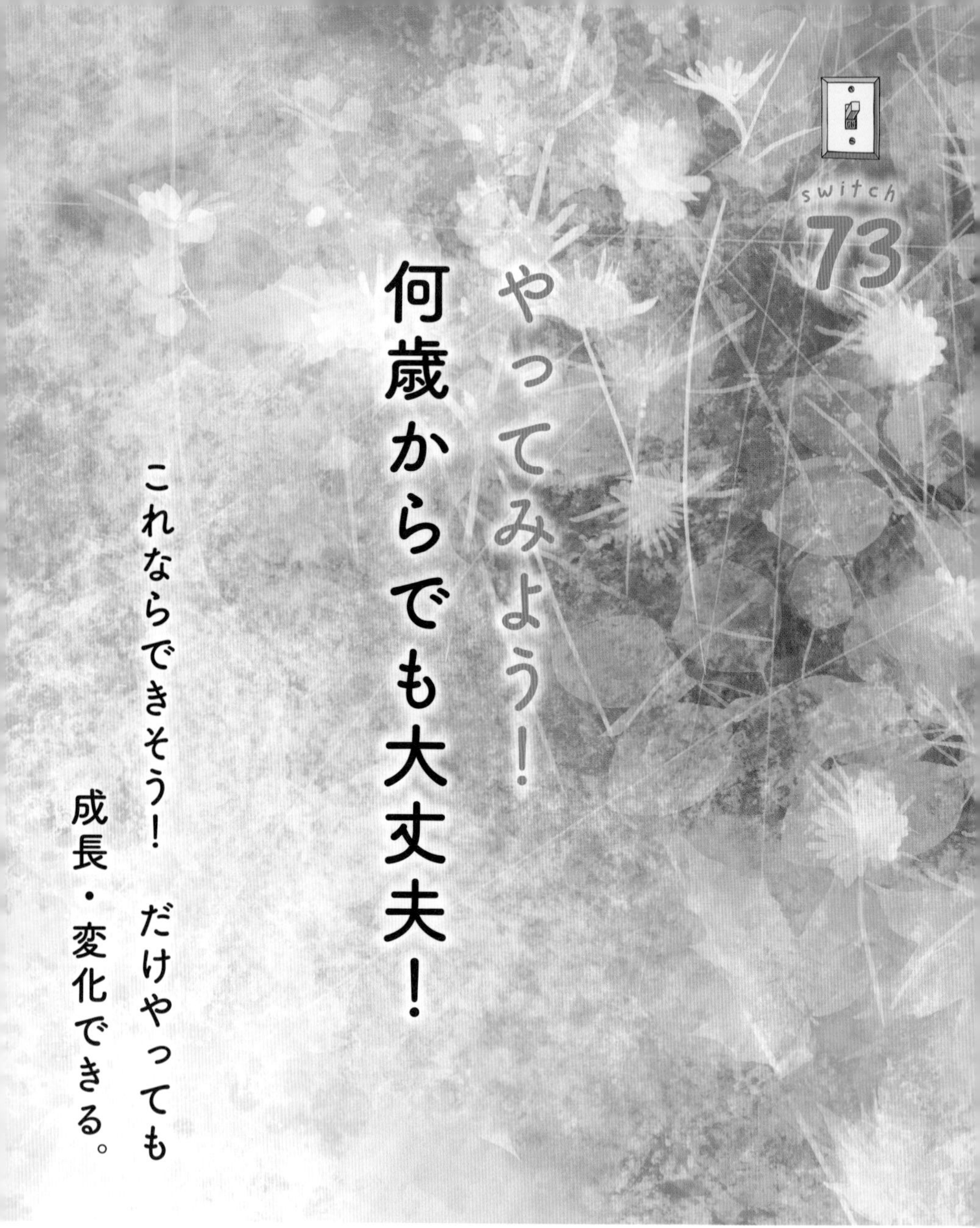

switch 73

やってみよう！
何歳からでも大丈夫！

これならできそう！　だけやっても
成長・変化できる。

小さなことでもコツコツと諦めない家庭の子どもは伸びます。トレーニングをやめると止まります。子どもは成長する力を利用して、能力を伸ばしていくので結果が出やすいです。大人はいろいろ癖がついたものを変化させていかねばなので、並々ならぬ努力が必要です。でも、子どもも大人も、やった分だけ、変化します。親が可能性を信じよう。

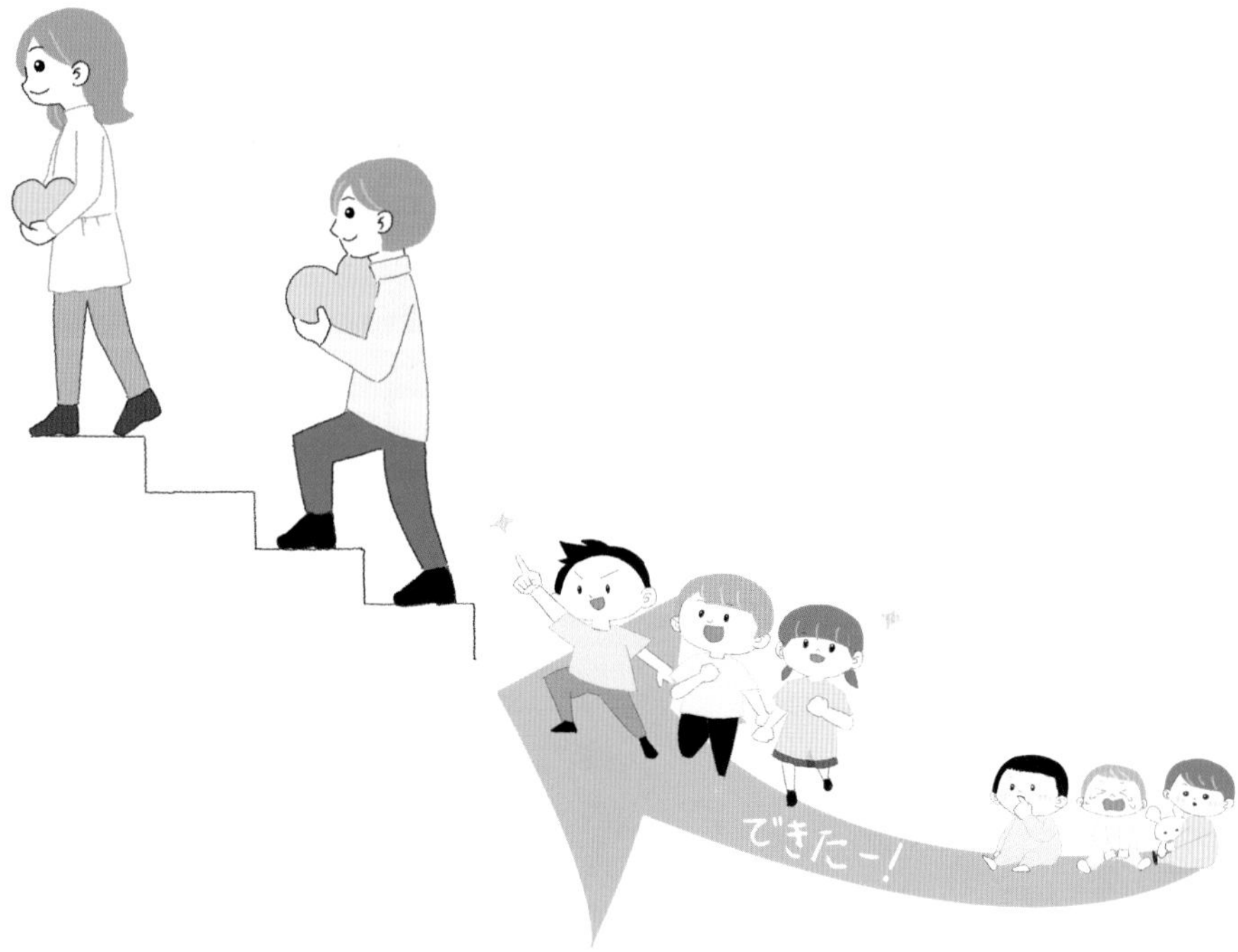

トレーニングの大きな目的は、口の中や全身の行動パターン、仕草、癖と言われる姿勢などを、良い行動パターンへと変えていくこと、つまり、パターンを変換していくことにあります。

つまり、トレーニングとは、自ら選択した「どういう人生にしたいかという未来」を、日々の生活習慣に取り込んで実現していくこと、そのものなのです。

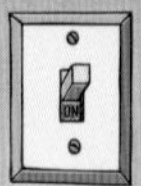

switch
74

できるようになったことを
ほめよう！
子どもをニコニコで
見守ろう！

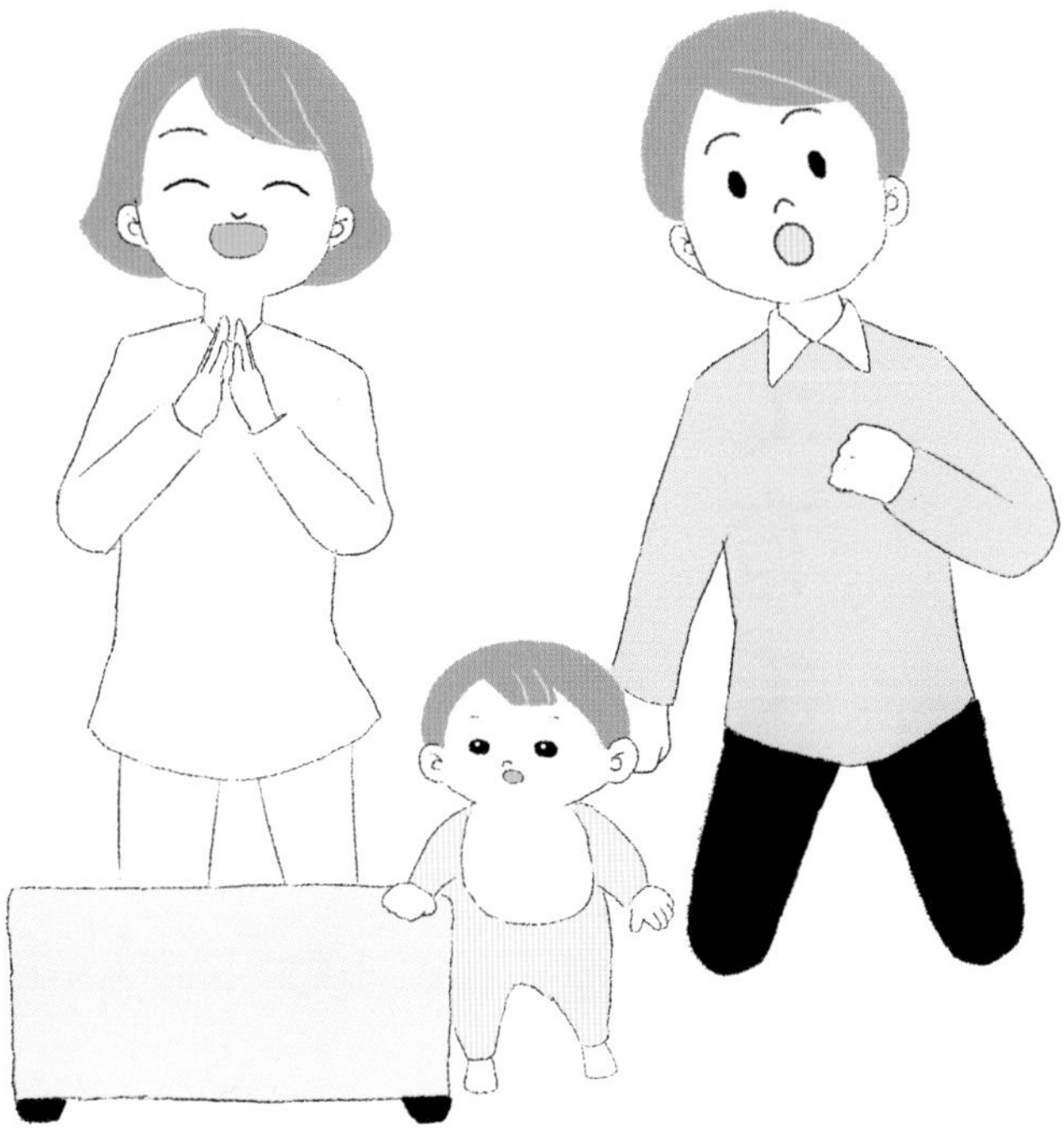

「できる！」「がんばったね！」が合言葉。

できたこと、できるようになったこと、成長したことに目を向けて、達成感を養おう。

成長を楽しみながら、見守ろう。

できるようになったことをノートに書いてみよう！

switch 75

アイデンティティを伝えて育てよう！

できたらほめる（認める）、できなければスルー。
怒りたくなったら、「あなたは賢いんだから、頑張って！」
「あなたは元気がある子だよ！」とアイデンティティを育てる伝え方をしよう。

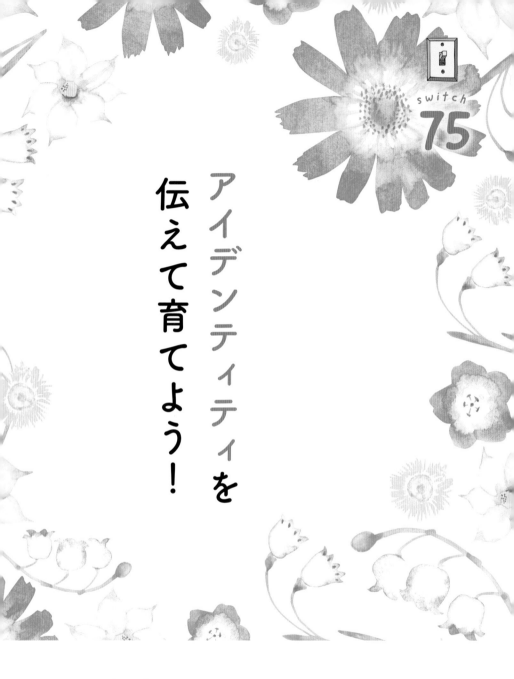

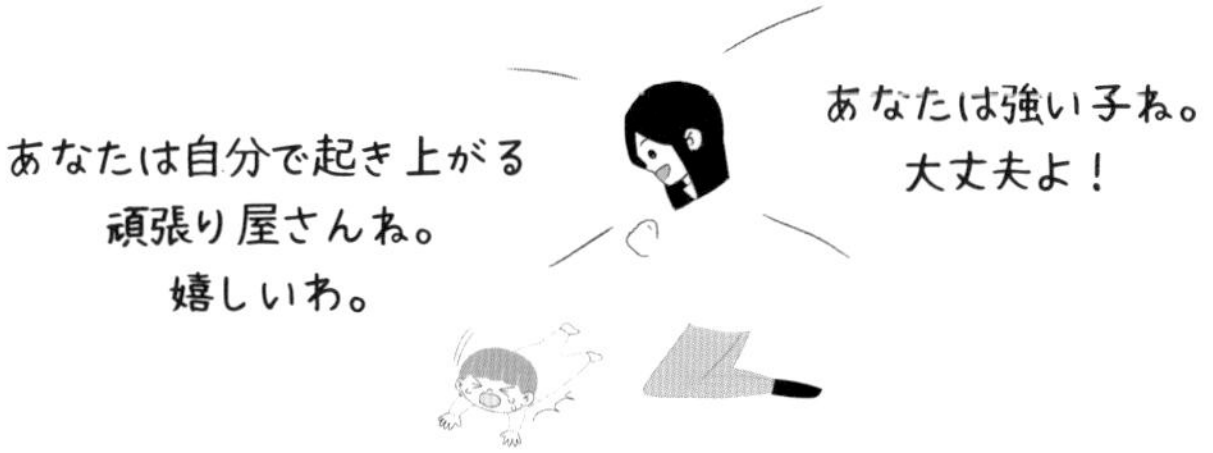
あなたは自分で起き上がる
頑張り屋さんね。
嬉しいわ。
あなたは強い子ね。
大丈夫よ！

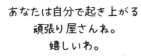

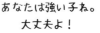

行動をするときは、大人も子どもも、どんな想いでいるかが大切です。「息食動想環」の中の「想」にあたります。想というのは、考え方、概念で、生きる基本となる方向性です。親が子どものアイデンティティを決めることや、想いをもつこともそのひとつです。

親子指導やトレーニングをするときに、よく聞く言葉があります。

「この子はこういう子なんです」「子どもがかわいそう」

これらの言葉は、あまり好ましくないアイデンティティを育んだり、親が我が子に対して固定観念をもっていることを示しています。

「一生〝かわいそう〟な子どもにしたいですか？」と質問されたら、それに「イエス」と答える親はいないでしょう。正常に成長・発達させるためにトレーニングをしているのです。未来の「なんでこんなに泣くの！」「なんでこんなことができないの！」「なんで食べないの！」と我が子を叱る言葉をトレーニングでなくしませんか？

負の言葉を聞いて育つ子は、親が抱いている固定観念に沿うような形で育っていくものです。たとえば、子どもが何かにつまずいて転んだときに、親がかわいそうという顔をしながら「痛かったね」と声をかければ、本人はたいして痛くなかったとしても、「痛い」ものとして認識していきます。逆に、笑顔で「転んじゃったね、でも大丈夫」と声をかければ、痛みに強い子に育っていくものです。「痛かったね～」と言いながら、抱っこしてしまえば、それ以降、何か痛みを感じることや嫌なことがあると、すぐに泣いて親に甘えようとしますし、その状況から逃げ出すようになってしまいます。

嫌なことから逃げて泣く子を抱っこするのは「過干渉」です。それによって子どもは成長をやめてしまいます。逆にそこで抱っこをしなければ、多少痛いことや嫌なことがあっても、平気で我慢できる子になります。

switch

76

未来を変える マルケンダンスをしよう!

動画はコチラ→ https://youtu.be/mWJybj7utyU

マルケンダンス　字幕入り　検索

マルケンダンスは、歯並びもよくなる健康ダンスです。まずは、お父さん、お母さんが踊れるようになっておこう！３歳くらいになると一緒にできるよ。

【歯並びをよくする10か条】

1. 足踏みができる子にする
2. 口笛が吹けるように練習する
3. 大きな声を出す（英語は日本語に比べて大きく口を開くので OK）
4. 両目ともウインクができるように練習する
5. 前歯を綿棒で優しく刺激する
6. 腋の下、胸、背中、足の裏などをくすぐってあげる
7. 歯が生えたら、前歯でかじれるものを多く食べさせる
（りんごや固い肉などが効果的）
8. 雑巾がけをさせる（四つんばいが食いしばる力を強くする）
9. 前髪を眉よりもたらさない
10. 食べるときは噛む力の強くなる座り方をさせる
（足は必ず床につくように）

マルケンダンスはこの10か条の動きをほとんど網羅できるダンスです。

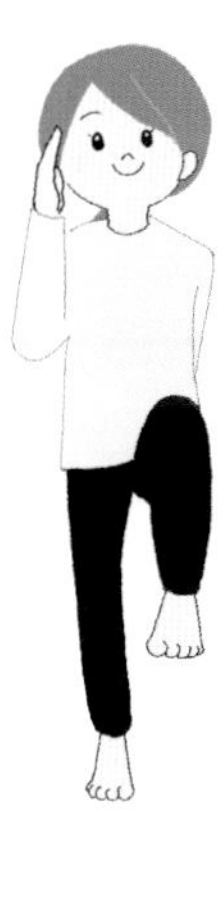

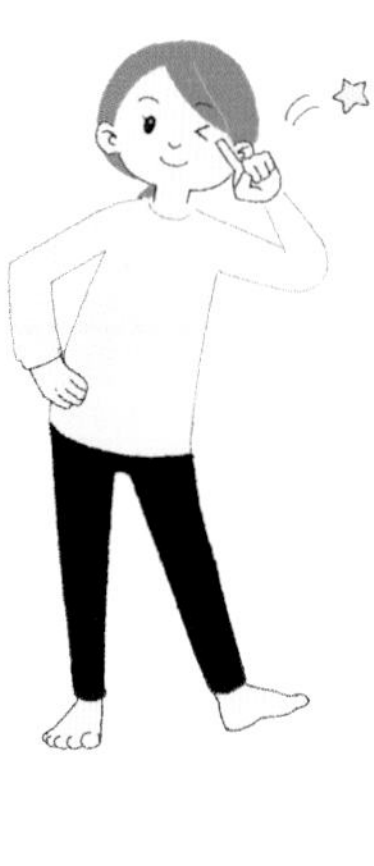

switch
77

1日2時間！
大きな口を開けるのが大事！
ペットボトルマイク法が効果的

1日2時間！　口を最大に開いて話す、食べる、笑う。

喉を鍛えて、風邪をひきにくい身体にしよう。

ペットボトルマイク法とは、ペットボトルの蓋のところまでくわえて、声を出すことによって、喉を鍛える方法のことです。

1曲歌えば、顔の筋肉も口の中の筋肉も喉も全部鍛えられるよ！

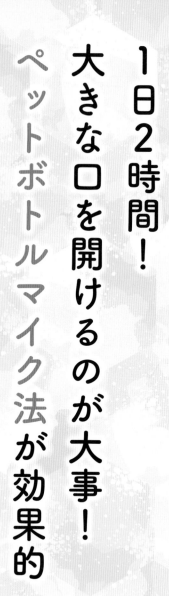

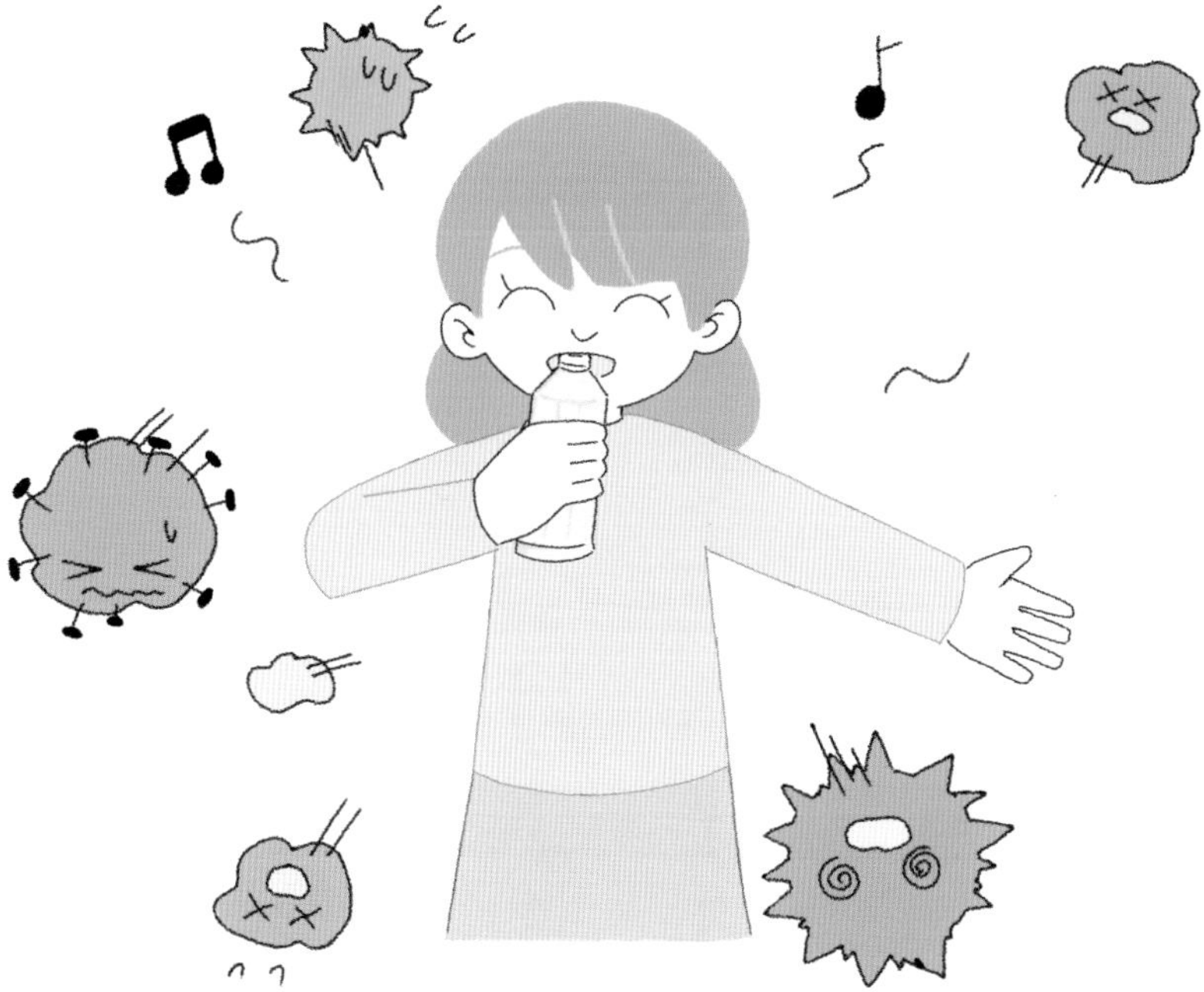

口は健康の入り口。

口を大きく開く！　これがとにかく大切です。

大きく口を開けることで、健康にいいことがいっぱいあります。

switch 78

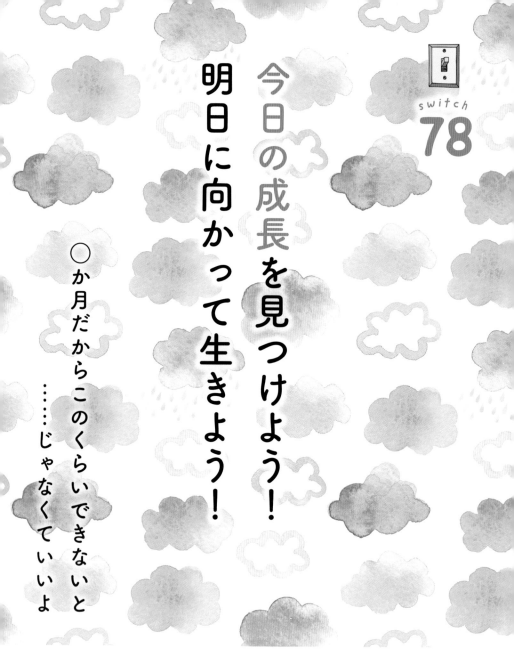

今日の成長を見つけよう！
明日に向かって生きよう！

○か月だからこのくらいできないと
……じゃなくていいよ

できたらほめる、喜ぶ、それが親の基本です。

成長・発達したことを見つけて、笑顔や言葉に表してほめる、喜ぶ。

過去がどうだったかは気にせず、明日に向かって生きよう！　親の想いが一番大事です。

比較してはいけない３原則（みうらじゅんさん提唱）

１、他人と比べない。

２、親と比べない。

３、過去の自分と比べない。

今日より明日が良くなればいいのです。

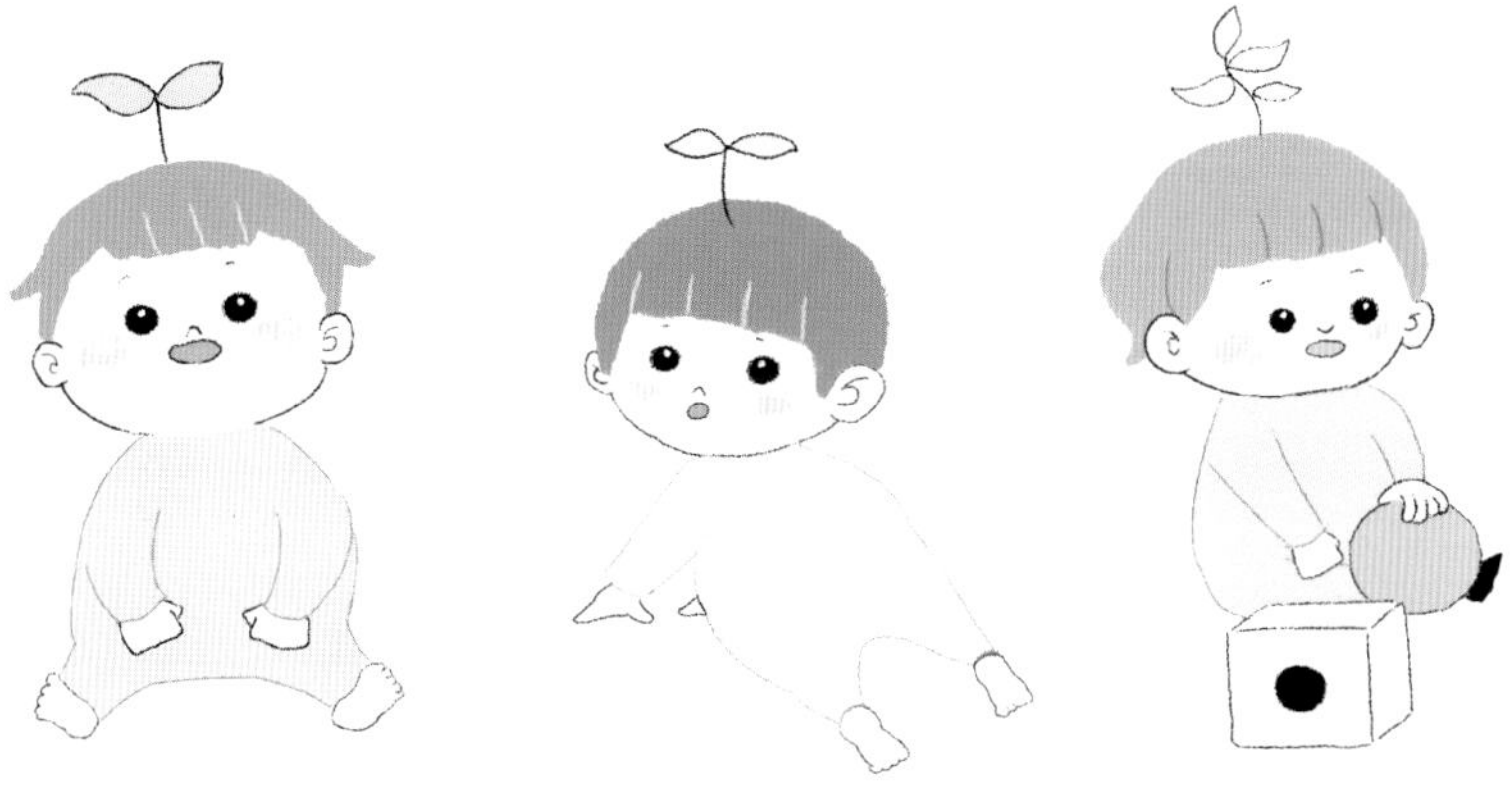

過去との比較をせず、今日の自分より、明日の自分の方がちょっと良くなるという方向性で生きていけばいいのです。

ただ、“今日より明日”という意識をもつだけで、それぞれの人生のステージとスタンスから、周囲を元気に明るくし、仕事も学習もしやすい環境をつくり上げていくことができます。

今から、意識ひとつで、変われます。

switch 79

子どもの未来を良くするために親の良い癖や習慣を見つけよう！

成長・発達の仕組みを理解すると、今の状態のまま進んだ未来を知ることができます。

その上で今のパターン（癖、習慣）を良いものに変えていくことで、未来も変わるのです。

まずは自分の癖や習慣を見つけましょう。

良い癖を伸ばすと悪い癖は減っていきます。

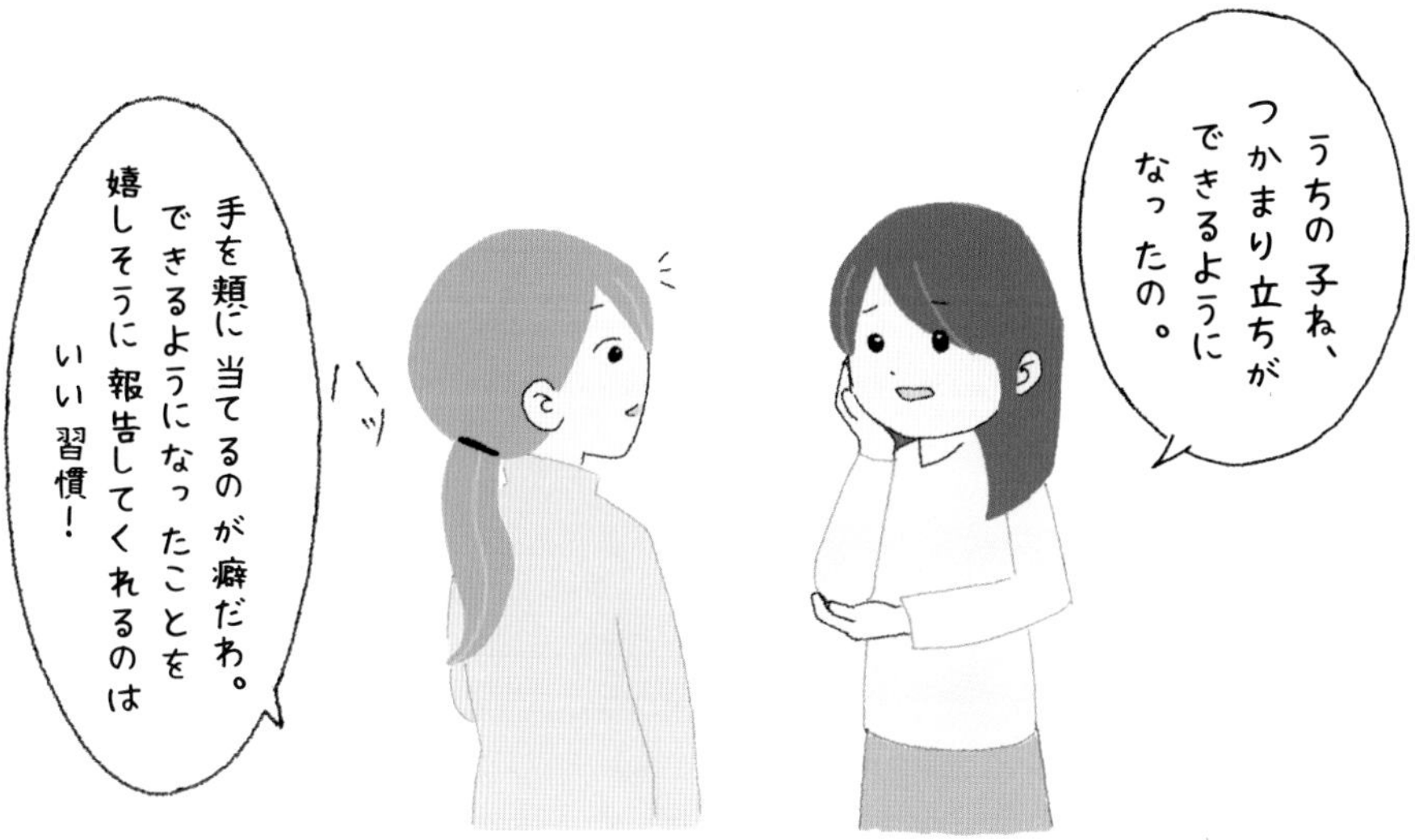
うちの子ね、
つかまり立ちが
できるように
なったの。
ハッ
手を頬に当てるのが癖だわ。
できるようになったことを
嬉しそうに報告してくれるのは
いい習慣！

他の人に自分の癖を
教えてもらうといいよ。

未来を変えたいときは、周囲の環境や他人を変えようとするのではなく、まず、自分から。自分が変われば、変わった瞬間から、周りは瞬時に変わりはじめます。それが「自分の居心地が良くなる」という成功法則です。逆に言えば、周りや過去の自分に翻弄されているから、今からの進化を止めているということでもあるのです。ですから、他人や過去の自分と比較をするのではなく、常に「自分にとって良いものは取り入れる、悪いものは排除する」ということ、ただそれだけです。

たとえば立ち方や姿勢、飲み込みなど無意識でやっていることは癖です。それに気づくと改善しやすくなりますよ。でも悪い癖を治すのと同時に、良い癖を増やすのもいいですね！

switch
80

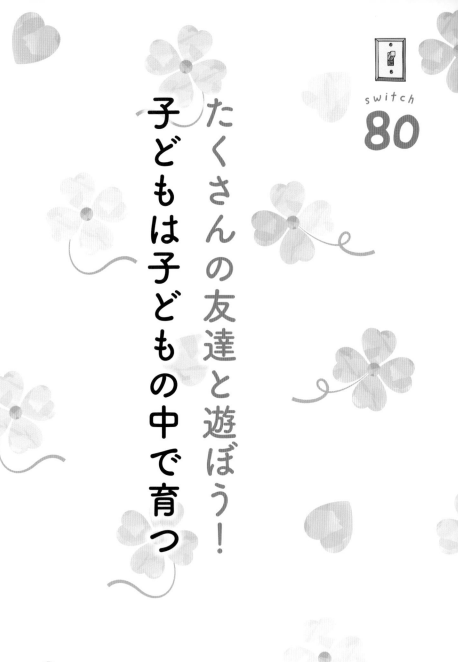

たくさんの友達と遊ぼう！
子どもは子どもの中で育つ

協調性、**自主性**、**社会性**は、**子どもたちの中**で育ちます。

ハイハイができるようになってほしいと思ったら、**ハイハイができる集団**の中に入れよう！

6か月くらいから、子どもは集団（社会）の中で育ちます。

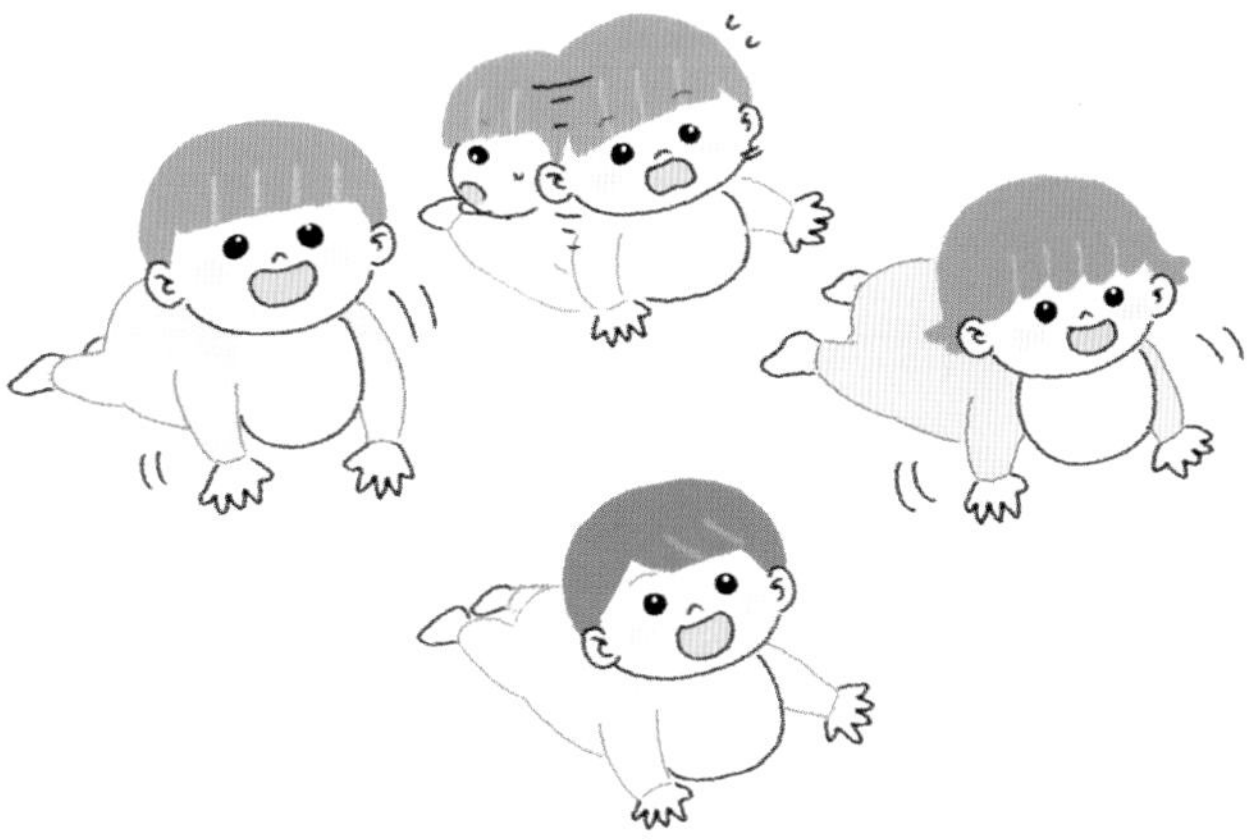

親は少し離れた場所から、「頑張れ！」と笑顔で見守ることが大事なのです。お兄ちゃんやお姉ちゃんと一緒にいるだけで、マネをしてできることが増えた子、同年代の子どもたちが平気でいる様子を見て、泣くのをやめた子を、私は何人も目にしてきました。これが「子どもを社会で育てる」という意味です。他の子どもたちに混じってチャレンジしていると、できなかったことができるようになるのです。「できたねー！」とみんなに拍手をしてもらった瞬間のキラキラと輝く子どもたちの瞳を何度も見てきました。それは子どもの成長であると同時に、親子が「自立」の意識を獲得していくことでもあるのです。こうした場を全国に増やしていきたいというのが私の夢なのです。

switch
81

子どもを見よう！

いやいやをするようになった
○○ができるようになった！
も、毎日の気づき

我慢を覚えるのもこの時期。
挨拶・返事は2歳までにできるようになろう！

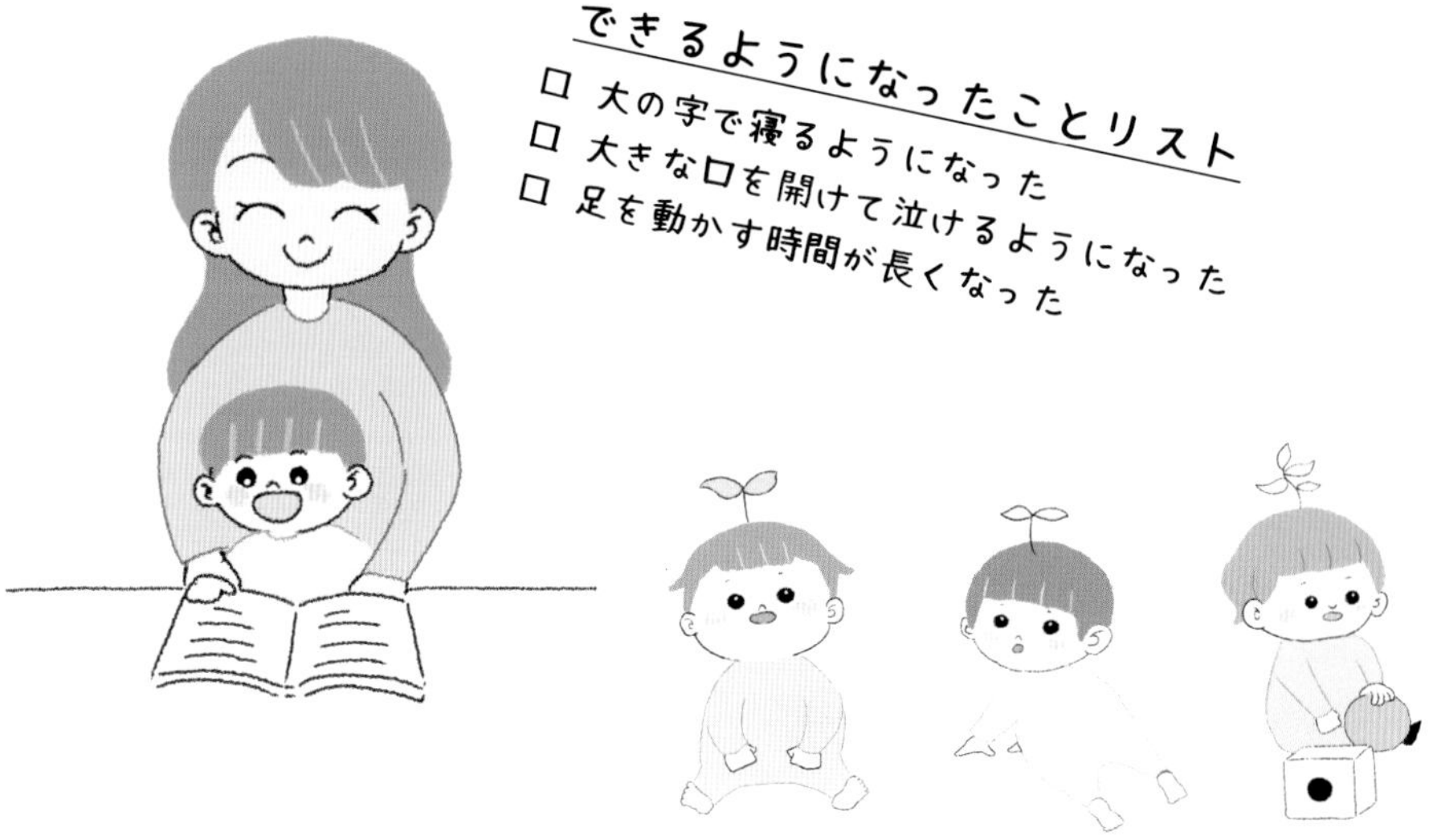
できるようになったことリスト
□ 大の字で寝るようになった
□ 大きな口を開けて泣けるようになった
□ 足を動かす時間が長くなった

日々の変化をひとつひとつ言葉にしてみよう！

日々の成長が大きな自信に繋がります。良い想い、考えを前向きな言葉として書き出してみよう！　良い行いを言葉にすることで、成長が加速します。また、「いやいや」をするのも自我の現れ。立派な成長です。

成長・気づきを言葉にしてみよう。

switch
82

想い・考え方を変えれば
全てが好転していく！

知識と知恵がつくことで、
考え方が変わり
言葉・行動も変わっていく。

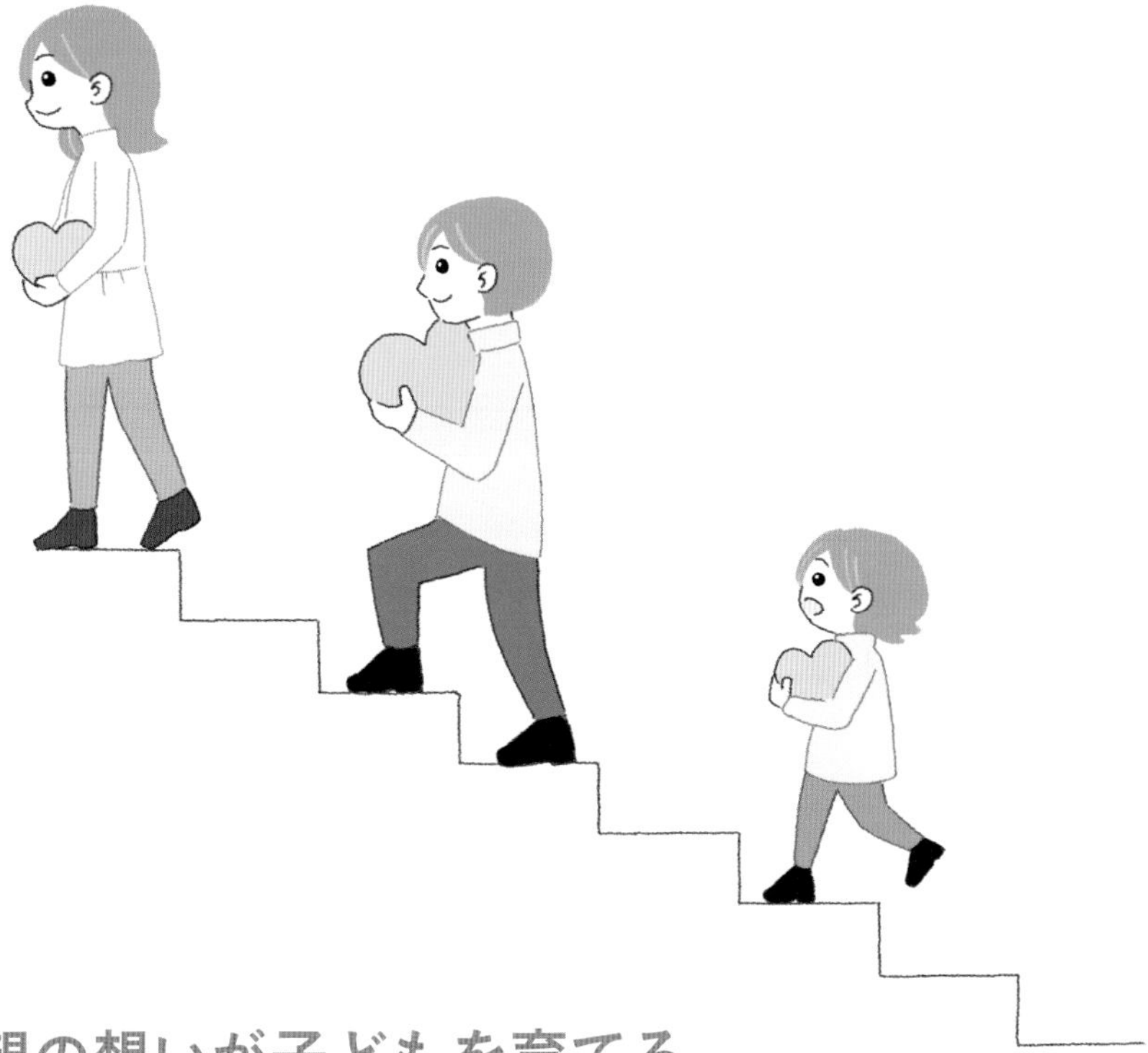

親の想いが子どもを育てる。

「子どもにどういう人になってほしいか」、その想いを明確にしよう。いい想いをもつことが、習慣をいい方向に変える第一歩です。

そして、**親が人生を楽しみましょう！**　親が好きなことに熱中する姿や仲が良い様子は子どもたちの心に**夢を与え、目標をもたせ**ます。

その土台となるのは、まずは健康な身体＝鼻呼吸と正しい嚥下。とにもかくにも、**親子で喉づくり**。喉ができると、呼吸が深くなって、ストレスも乗り越えやすくなりますよ。

switch
83

何でもとことんやらせてあげよう！

達成感・充実感をたくさん味わうと
成長・発達に繋がるよ！

達成感・充実感を味わわせてあげて。
何でもできる！　自信はやる気の元！
それは、**将来の自律 → 社会性の獲得**にも繋がります。
マイナスの声かけではなく、プラスの声かけを。

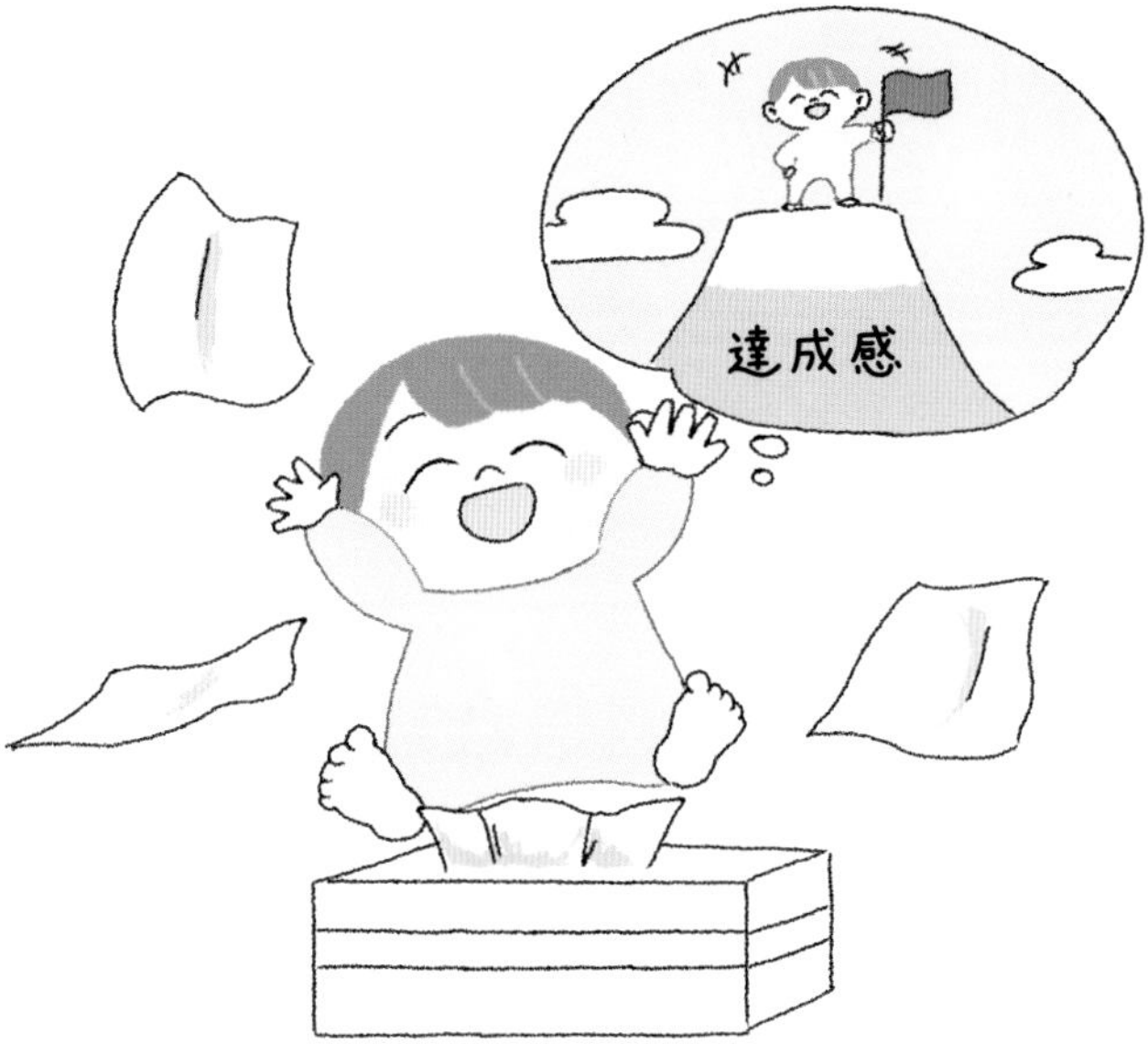

人間は、何かができるようになったときに達成感と喜びを感じるものです。その姿を親がニコニコしながら応援し、頑張りを見守ってくれていたとしたら、子どもは、大きな幸せを感じるのではないでしょうか。

何でも経験することが大事です。失敗も学習です。できなくてもやり抜いた経験をもっていると、自信がついていきます。

switch

84

大人の1年は赤ちゃんの1日

成長黄金期！

子どもはスポンジのように
何でも吸収する可能性のかたまり！

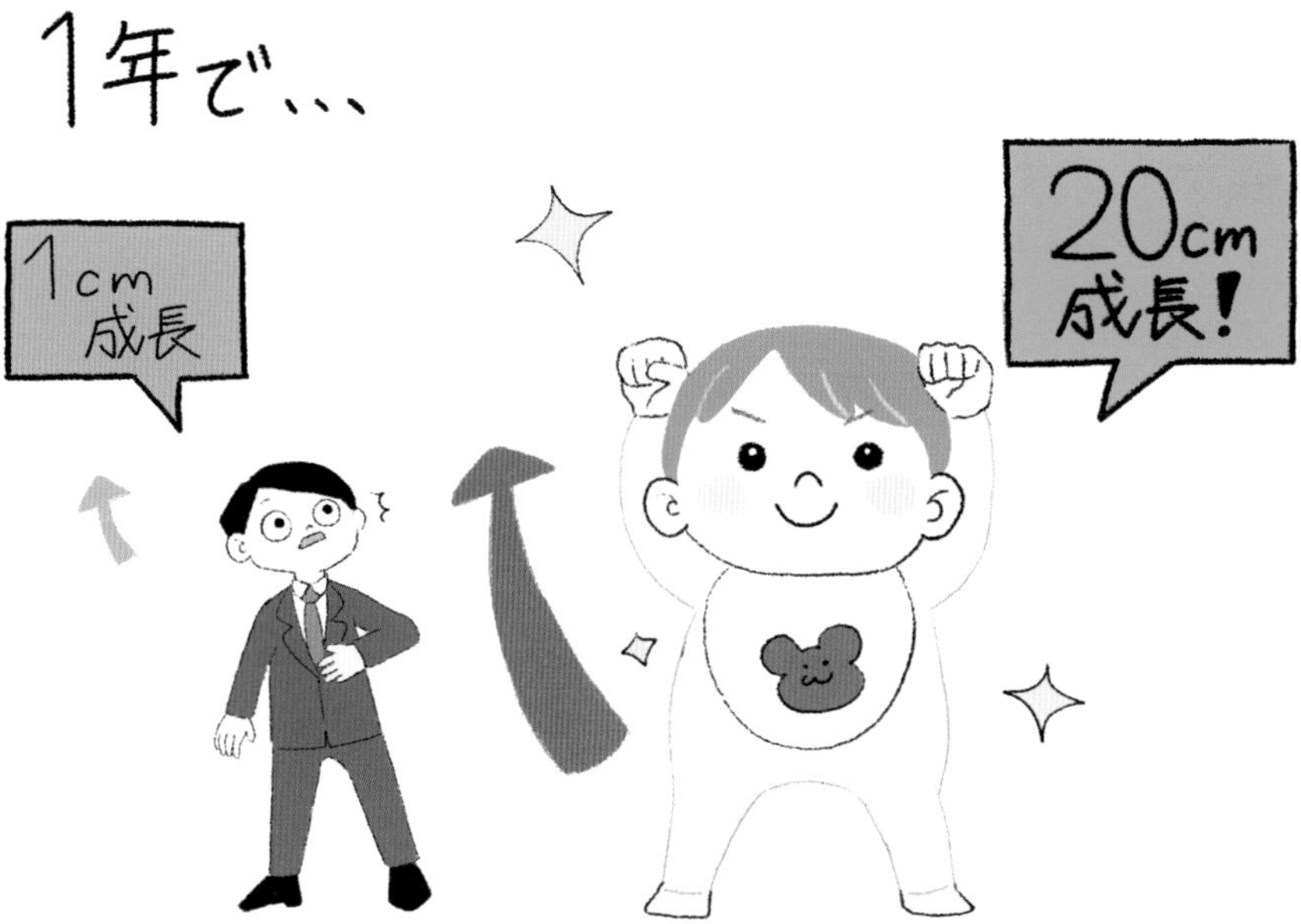

大人が1年かかって改善されることも、赤ちゃんは1日で変わる！

そのくらい、赤ちゃんの成長・発達のスピードはすごいんです。でも、人に限界はないので、大人でも自分次第で成長・発達し続けます。

子どもは子どもの中で育つので、親が“教育”はできないけれど、**親の関わりは大切**です。

かわいい子には、どんどん挑戦させよう！

幸せな人生をプレゼントしよう！

switch
85

子は、かすがい

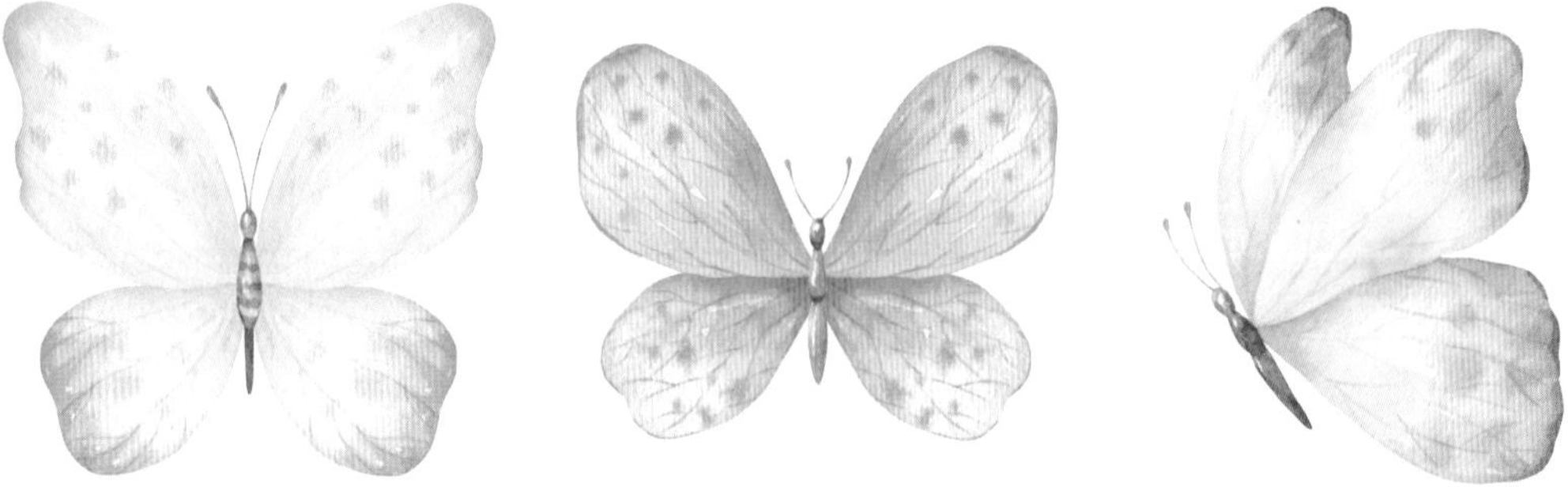

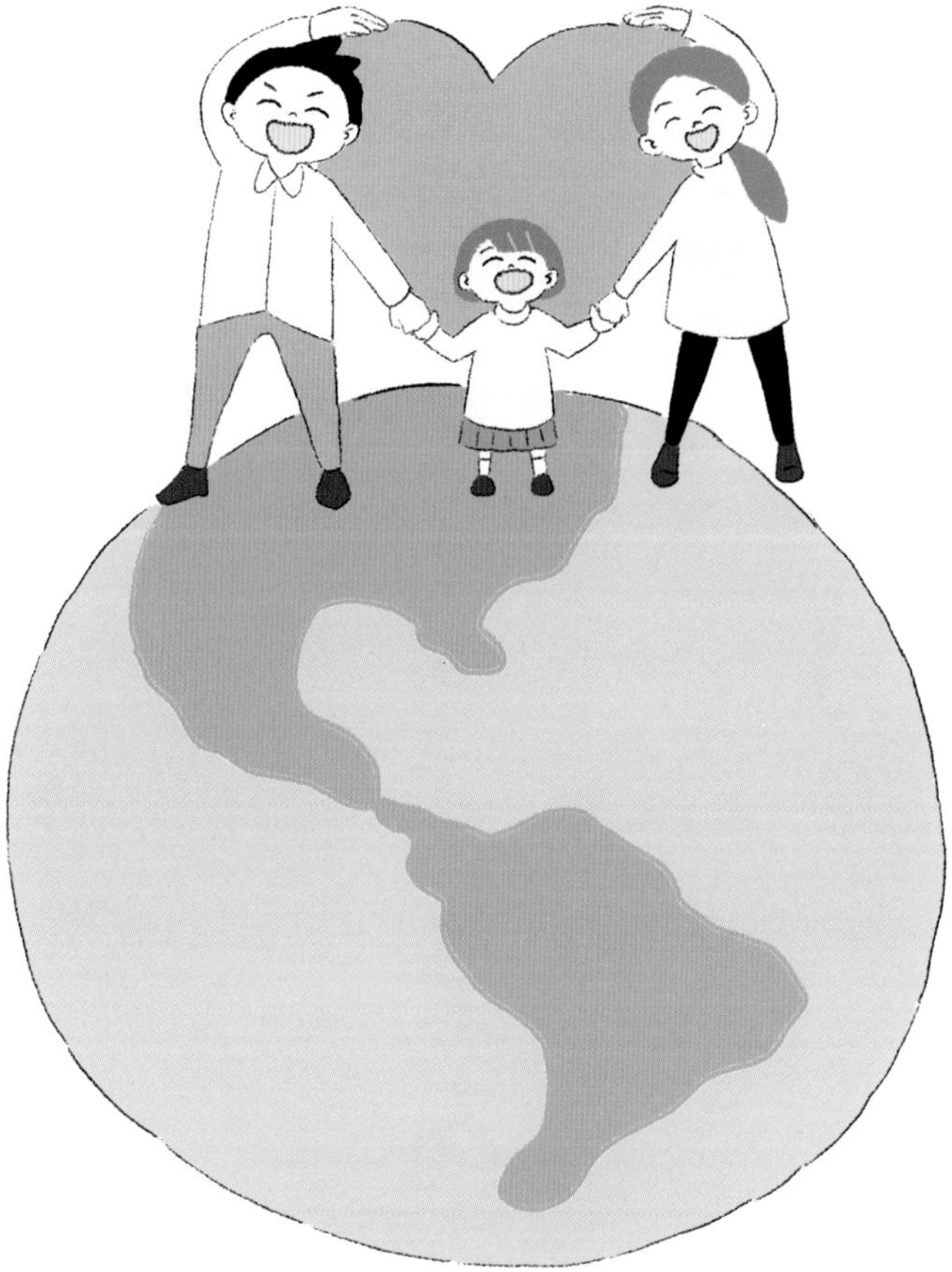

子どもは、お父さんとお母さんが、そもそも**幸せな生活**をしているところに、**新たに仲間入り**してきた存在として捉えてみましょう。

子ども中心の生活で夫婦仲が悪くなってしまっては、本末転倒です。

子育てで親もより幸せになっちゃおう！

switch

86

笑顔でスキップしてみよう!

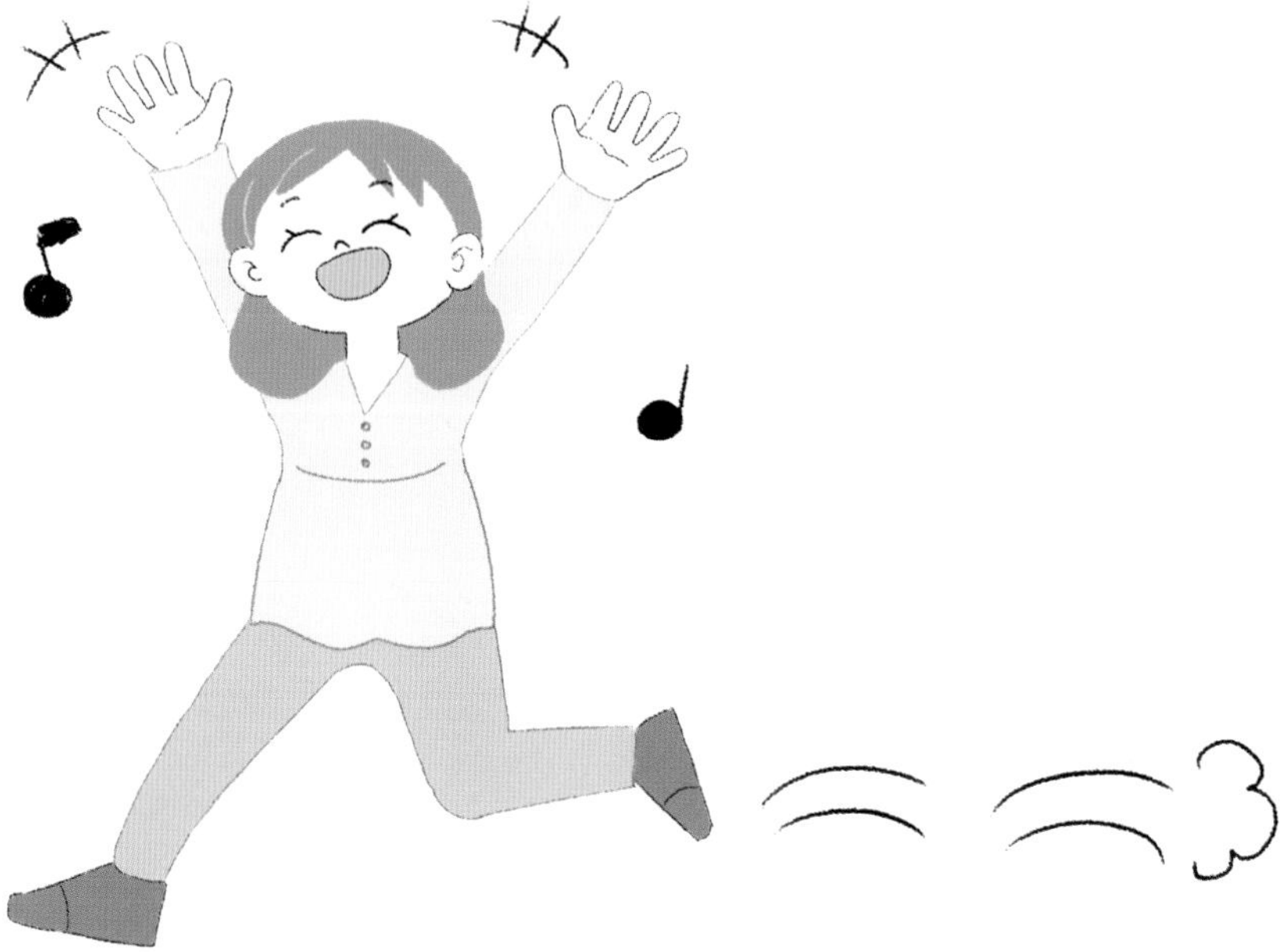

笑顔でスキップをした状態では、**怒れません！**

落ち込めません！

目線を上げると気分も上がる。何かに悩んだときは、口角を上げながらスキップしてみて。

「**パーッ！**」て言いながらやると、より効果アップ！

行動から心が変わることもある。

だから、まずはやる！　四の五の言わずに、まずはやる！

かわべ式のメソッドは楽しいよ！

switch

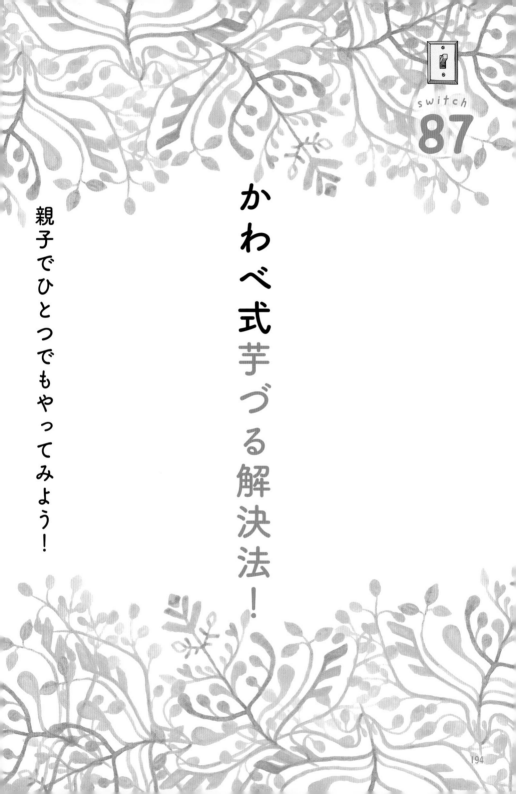

87

かわべ式芋づる解決法！

親子でひとつでもやってみよう！

たとえば、我が子の便秘に悩んでいたとき、88 の項目の中のどれかひとつでもいいので、“やってみて”ください。

ひとつの項目から、悩みや問題は、芋づる式で解決していきます。

たとえば、身体を反らせないようにしてあげれば、今後起こるであろう歯並びの問題も、結果的に、自然と解決している＝予防していることになっているのです。

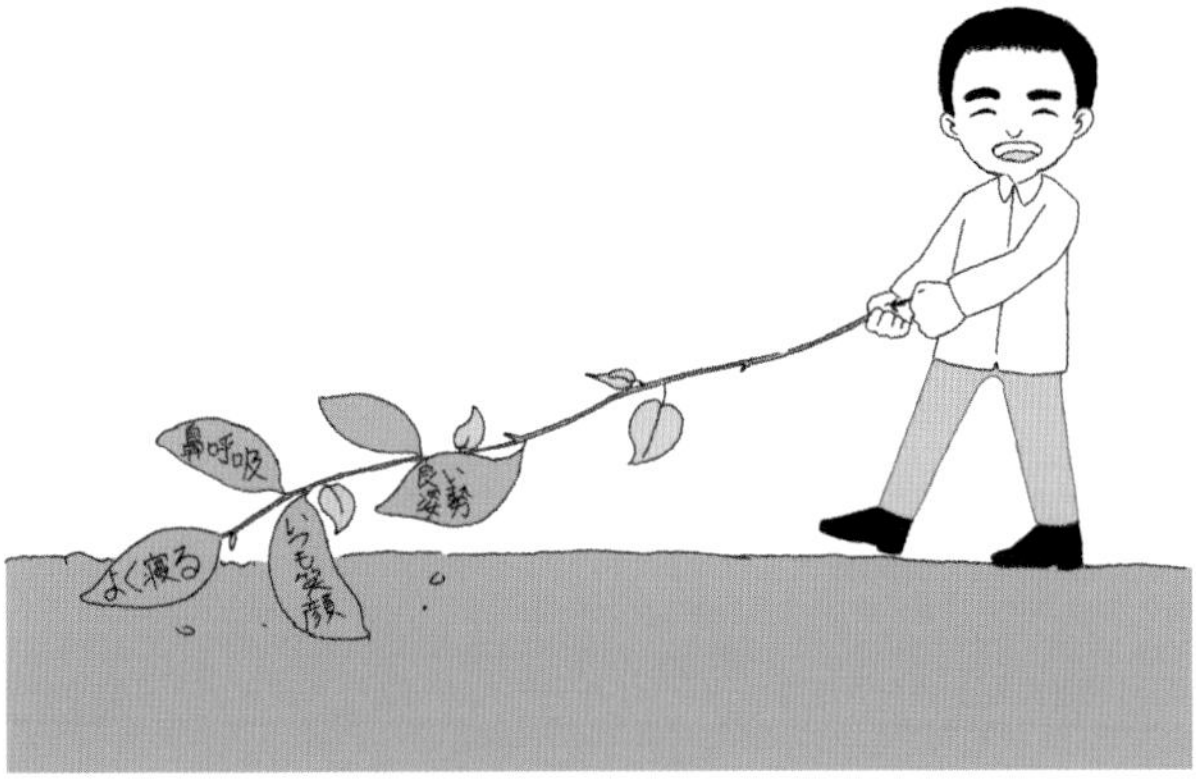

環境は他者が関わることなので変えにくいですが、自分が変われば、環境も変わるということもあるものです。ちょっとした習慣を良い方向に変えることがポイントです。それぞれは相関関係にあって、常に繋がり、補いあって、心身のバランスを維持しているので、どれかひとつが高まれば他も高まり、ひとつが崩れると他も崩れる、いわゆる「同時相関相補連動性」ということなのです。簡単に言うと、ひとつでも良くすれば、全ては繋がって良くなっていくということです。

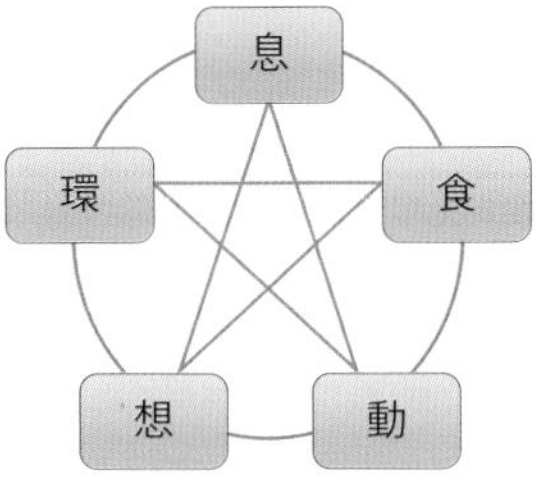

switch
88

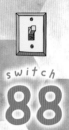

子育ては逆さまから考えよう！
まず、親が元気になること！

親は自分のことを犠牲にして子育てを頑張ろうとしがちですが、**自分のことを『この子の未来』**だと考えて、大事にしましょう。まずはあなたが元気な親であることが、子どもに幸せな未来を示すことになります。

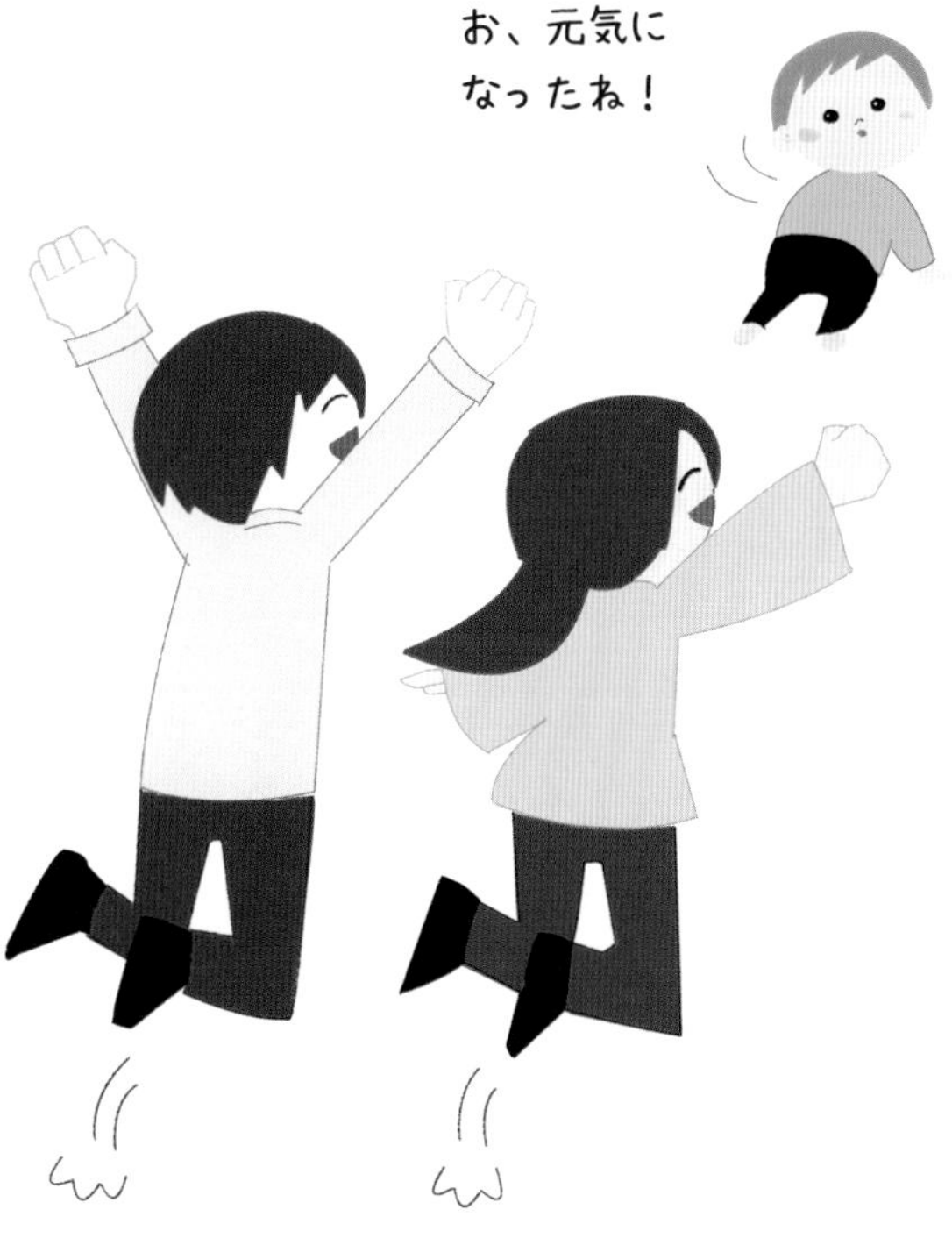

今のやり方でうまく行かないなら、逆さまから考えよう！

問題の解決は……実は逆さまから考えることが正攻法

おわりに

環境の変化が激しく、情報が溢れている世の中。数年前の知識が役に立たないほどのスピードで進化もしています。技術が発達し、便利になった一方で、「何が発達する時期なのか」ということを見極めることが難しい時代にもなったということです。便利さが進んだこと、生活スタイルが変わったことによって、人間の身体も変化しています。それは変化というよりは、成長が正常にされていないと言った方が正しいかもしれません。しかし、未だに多くの医療現場では、過去のマニュアル通り、同じ治療が、そのまま継続されてしまっています。現代のライフスタイルが考慮されない治療は、効果という面から見ると、下がってしまうこともあるのです。

子どもたちの異変は、妊娠前の大人の身体の発達の問題から始まっています。その時期の大人が正常に戻ることはもちろん大事なのですが、実は、5歳以上の子どもから大人まで、必要なトレーニングというものは全て同じで、簡単なことなのです。つまり、必要なのは、「生まれた時から育つ力をもっている」ということです。ただ、現代の生活の中では工夫しないと、自然発達を再現することはできません。だからこそ、本書でご紹介した「88の秘訣」が医療の改革でもあり、社会を正常に戻すことでもあり、子育ての原点回帰にもなると、私は考えています。

子どもが自然に育つためには、まず親が当たり前と思っていること、たとえば『赤ちゃんは泣き止ませなければいけない』とか、『ずっと抱っこしてあげないといけない』など、をやめて「自然に戻す」、そういうことが必要なのです。ですから、私は子育ては親育てと考え、「親への教育」ということに大きな重点を置いてきました。誰でも、納得ができないことをやらされるのはイヤなものです。しかし、親がやらされていると思わずに、自分の意志でやっていることであれば、子どもはその背中を見てマネをします。やらされているトレーニングである限り、苦労は何十倍にも感じるでしょうが、自分で目的を理解し、〝頑張ろう〟と決めているものであれば、それは苦労ではなく、明るい未来への努力となり、それが成長をもたらすことになるのです。最初は不自然に感じるかもしれないですが、実際に身体が元気になっていくこと・変化していくことで、心の面でも、やる気が出てくるはずだと思います。

私は歯科医師として、35年間、口腔を通して診てきたことを、対処療法ではなく根本療法として考え、実践してきました。未来歯科には、これまでの私の研究と経験から作り出した９００以上のメソッドがありますが、それらはどれも、「自然に戻って成長する」ということを一貫したテーマにしています。そして、長年に渡り、親の方たちに、「とにかく、やってみましょう」と伝え続けてきました。親の方が、自身で自分の身体に変化を感じると、子どもと一緒に、無理なく楽しんで、トレーニングを続けることができるようになります。子どもにだけ「やりなさい」と言っても、うまくいくことはなかなかありません。たとえば、全く本を読まずに、テレビを見たり、ゲームばかりしている親が、「本はいいものだから、読みなさい」と子どもに言ったとしても、子どもが本を読むようにはならないのと同じことです。ですから、親、特にお母さんの身体が健康になることも大切にしています。これが、私が、「家族まるごと元気」というテーマを掲げている理由です。

本書を、親子が「自然に育つ」ために役立てていただければ、とても嬉しく思います。

賢い！　元気！　にこにこ！

未来歯科に通う家族紹介

できることが増えていくって楽しい！

【ケース1　高橋家】周囲が驚いた子どもたちの身体の発達の良さ

◉未来歯科とのご縁

現在、5歳と3歳の子の母である私が、未来歯科にお世話になり始めたのは、長男が生まれる2～3年ほど前のことでした。当時、不妊や身体の不調、ガタガタの歯並びなどいろいろなことに悩んでいた私は、すがるような気持ちで、未来歯科の門を叩きました。姿勢を計測・矯正する「マルケンBANBAN」というかわべ式のオリジナルトレーニングツールは、健康な人であれば、30度の角度に乗れるものが、当時の私は15度でもキツイぐらいの状態でした。自分の現状を知って、通うことを決意したのでした。定期的に、口腔内の健康、生活習慣、ふだんの姿勢などについての指導を受け、1年ほど通った頃から、自分の体調が良くなっていることに気付きました。歯を抜いたわけではないのに、歯並びもきれいになっている！　自分の健康に対しても自信がつき始めた頃、長男を妊娠しました。

妊娠中も未来歯科に通い、座り方や食事、分娩時はどうしたら痛さを軽減できるかなどの指導を受けていました。そのおかげもあり、妊娠中はほとんどトラブルもなく、しかも安産で出産することができました。

◉親子で通う場所

そのときの長男は今5歳。2歳違いの次男と一緒に未来歯科へ通い続けています。子どもたちにとっては、未来歯科は「ちょっと遊びに行く」「面白い先生（かわべ先生）に会いに行く」場所のようです。

子どもたちが0歳のときには、定期的に子どもたちの成長・発達状態をチェックしてもらえるので安心していました。成長に合わせた発達の促し方を教えてもらい、体の発育については安心感をもって子どもたちに接することができたと思います。また、親の疲れを軽くする身体の使い方、マッサージの方法なども教えてもらっていたので、未来歯科を出るころには、心身ともに晴れ晴れ。おかげさまで、子どもたちは身体の発達が良く、ずりばい、高ばいをしっかり経た後に、生後10か月には2人ともしっかり歩き始めて周囲を驚かせていました。

◉ 楽しいトレーニング

現在、やんちゃな兄弟は、優しいスタッフの方たちを困らせながらも、遊びの延長のような感覚でトレーニングに取り組んでいます。でも、一番楽しそうなのは、父母がクリーニングしてもらっている横で、水が出る機械やライトをいじらせてもらっている時（笑）。好奇心旺盛な兄弟は、すぐに機械を触りたがります。ふつうの歯医者さんでなら叱られそうですが、先生もスタッフの方々も、安全な範囲で触らせてくれたり、子どもたちと一緒に私の口の中を診てくれたりするので、子どもたちは「歯」にとても興味をもっています。

家でも未来歯科で教えてもらったトレーニングに取り組んでいますが、楽しく遊びながら取り入れられるのが良いです。親が「やらなきゃ！」と思うとキツくなりますが、「遊びながら楽しく」やれるようにもっていきやすいのが、かわべ式の特徴だと思います。雑巾がけや、ペットボトルを使って大声を出すトレーニングなどは、親子・兄弟で競争しながら行っています。

◉ 進化し続ける未来歯科

正しい姿勢を学び、実践することで体調がよくなることを、親自身が実感しているので、姿勢については何度も繰り返し子どもたちに教えています。「脚が速いとカッコいい」と思っている兄弟なので、「姿勢がいいと、もっと脚が速くなるよね！」「背中が曲がっていると、脚が遅くなっちゃうよ〜」「かわべ先生とどんな約束したっけ？」などと言うだけで、十分に伝わります。もちろん何度も声がけしていますが、親が目くじらを立てて頑張らなくても、声をかけるだけで、子どもたちの体がちゃんと動きます。

未来歯科には長年通っていますが、トレーニングの方法などがどんどん進化しているので、行くたびに新鮮な驚きがあります。未来歯科は、親にとっては心身ともに健康になる学びの場、子どもたちにとっては勝手知ったる楽しい遊びの場となっています。

【ケース2　田中家】いくつになっても成長したいと思える気持ちの大切さ

◉未来歯科さんとのご縁

現在、5歳と2歳の子どもと一緒に家族全員がお世話になっています。きっかけは長女の3か月検診の待ち時間で、「歯が生えたらどうしたら良いのか」と検索し、未来歯科のフェイスブックに辿り着いたことでした。「生後3か月でも歯並びのために必要なことがある」という内容を見て、〝歯が無い今から何をする必要があるのか？〟と疑問に思いつつ初診を受けました。抱き方や泣かせ方、食べさせ方、母乳のあげ方など、一見〝歯とは関係ないこと〟だけど、今まで全く知らなかったことをしっかりと根拠立てて説明してくれる不思議な場所でした。姿勢や口腔内の問題、睡眠や呼吸などの様々な「親の問題」について指摘を頂き、自覚が無かったので大変驚きました。

◉第一子の成長

第一子は子育てが全く初めてだったので、何もわからずに本などを参考にして離乳食等を進めていましたが、未来歯科の話とは違うことも多く、通うたびに質問させて頂き、その全てに理に適った納得感のある回答をもらえたので、安心して指針にすることができました。全て成長表の通りに進んだ訳ではありませんが、目安があったことで親としてはブレずに進めることができました。上の子が2歳になる頃には、診察台にも自分で上がり、雑巾がけも、〝ぶくぶくうがい〟もダンスもできるようになり、ひとつひとつの成長をきちんとほめてもらえるのが、とても嬉しかったようです。5歳になった今でも、家にいる時間があまり多くない中でできることを、毎日何かはやっています。

◉親の変化

その頃から、実は「通っている子どもの親なら診察してもらえる」ということがわかり、先に母親である私が通い始めました。私は子どもの頃に、虫歯ができたら当たり前のように歯医者に通い、治療したら「良くなっている」と思っていましたが、その後、何度も治療を繰り返さなければならなくなっても、「歯磨きしているのになんでだろう、体質だから仕方ないのかな……」と半ばあきらめていました。そうなっていた原因がわかり、「年を取ったらどんどん悪くなる（けど仕方ない）」という道だけでなく「努力次第でまだまだ成長できる」ということを知り、子どもと一緒に頑張ることを決めました。

私が大人用のマウスピース型のトレーナーを使用し始めた当初は、口を閉じることも出来ず、口テープを貼っても痛くて、数分入れているだけでも大変でした。こんなトレーナーを毎日20分〜1時間ほど、すんなり入れられている自分の子どものすごさを初めて知り、ほめる言葉に心からの尊敬が加わりました。私自身もトレーニングを続けるうちに、どんどん体調が良くなってくる体験をしたことで、「私の歯はもう仕方ないからせめてせめて子どもだけでも」と思っていた気持ちが変わり、「一緒に成長したい！」と思うようになりました。また、ある程度道筋を作ったら、あとは子どもの成長を信じて見守れば良いと気がついたことで「親が一方的に子どもを育てる」という感覚からも解放され、肩の力が抜けて精神的にも楽になりました。

第二子はおなかにいるときから未来歯科に通っていたせいか、40歳の高齢出産でも一切のトラブルなく、2時間半のスピード出産で生まれてきました。

◉家族の成長

第二子も1か月から未来歯科に通っていて、お姉ちゃんのマネをしながら、色々なチャレンジをしています。教わっているトレーニングはたくさんあるので全てを実行出来ているわけでは無く、ふたりそれぞれ個性もありますが、それでも毎日何かを必ず実行することが習慣となっています。赤ちゃんの時からずっと続けているので、もう口うるさく言わなくても「せすじピン（背中をまるめない）」「足の裏ぺったん（しっかり足の裏をつける）」「おくちとじ（お口をしっかり閉じる）」「立ってジャンプ（15分ほど座ったら一回ジャンプ）」など、一言、声をかければ、気がついて自分で直せるようになりました。

また、タオル枕（スイッチ11の）は赤ちゃんの頃から使っているので子どもたちも大好きで、下の子が1歳になる頃にはタオルを渡すだけで『お昼寝』だとわかり、自分で寝室に行って眠るようになりました。寝かしつけを頑張る必要がなく、とても助かっています。古くなったタオルは外出する時も持ち歩き、外でぐずり始めた時に渡すと落ち着く魔法のタオルになっています。

今では、家族全員で成長できるように取り組んでいます。「大人になっても、いくつになっても成長できる」ということを親が実感したおかげで、子どもにも良い意味で常に完璧を求めなくなり、「何があっても成長できるから大丈夫」と思えるようになりました。「成長したいと思えるように促すことの大切さ」を感じ、普段から、子ども達への言葉選びなどにも気をつけるようになりました。これからも、家族で色々なことに取組み、心身ともに成長していけたら嬉しいなと思います。

刊行の想い

誰もが子どもの輝く未来を願い、
大切な人の笑顔に溢れた日々を望んでいます。
でも、その願いや望みを叶えるための行動のベクトルが違っているとしたら……。
対症療法ではなく、本質教育へ。
「治療」ではなく、「教育」へ。
誰もが健やかに、希望に満ちた豊かな未来を信じることができますように——
それが本書に込めた想いです。

エッセンシャル出版社

かわべ式　子育てスイッチ
生まれた瞬間からグングン発達する88の秘訣

2020年 6月11日 初版発行

著　　者　川邉研次
発 行 者　小林真弓
発 行 所　株式会社エッセンシャル出版社
〒103-0001 東京都中央区小伝馬町 7-10 ウインド小伝馬町Ⅱビル 6F
Tel:03-3527-3735　Fax:03-3527-3736
URL https://www.essential-p.com/

印刷・製本　シナノ印刷株式会社
装丁・デザイン　松本えつを
本文イラスト　きか
制作協力　川邉宙子　高橋幸恵　田中優子　高橋大介　田中一如
編集制作　小林真弓　磯尾克行　渡辺享子　明石肇　宮本知香

 ISBN978-4-909972-05-7 0047